KB195409

어서 오세요,
결핵 상담소입니다

어서 오세요, 결핵 상담소입니다

예방부터 완치까지, 당신을 위한 결핵 설명서

초 판 1쇄 2024년 11월 14일

지은이 이자경
펴낸이 류종렬

펴낸곳 미다스북스
본부장 임종익
편집장 이다경, 김가영
디자인 임인영, 윤가희
책임진행 김요섭, 이예나, 안채원, 김은진, 장민주

등록 2001년 3월 21일 제2001-000040호
주소 서울시 마포구 양화로 133 서교타워 711호
전화 02) 322-7802~3
팩스 02) 6007-1845
블로그 http://blog.naver.com/midasbooks
전자주소 midasbooks@hanmail.net
페이스북 https://www.facebook.com/midasbooks425
인스타그램 https://www.instagram.com/midasbooks

© 이자경, 미다스북스 2024, *Printed in Korea*.

ISBN 979-11-6910-911-6 03510

값 18,000원

미다스북스는 다음세대에게 필요한 지혜와 교양을 생각합니다.

예방부터 완치까지, 당신을 위한 결핵 설명서

어서 오세요,
결핵 상담소입니다

이자경 지음

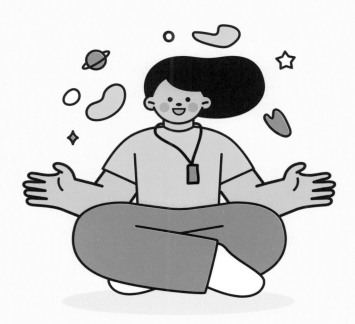

미다스북스

4장

숨어 있는 '잠복결핵'도 다시 보기

더 알고 싶은 당신을 위한
결핵 상담실

한국은 OECD 국가 중 결핵 발생률이 오랜 기간 1위였고 최근에서야 2위가 된 국가입니다. 결핵은 그만큼 우리나라에서 흔한 질병이지만 아직도 정보가 부족합니다. 결핵관리 전담간호사로 일하며 만난 환자들도 결핵을 진단받으면 처음에 거부반응과 염려, 공포, 불안 등 부정적 감정을 느끼는 경우가 많았습니다. 하지만 결핵은 완치할 수 있고 국가 지원제도 또한 잘 마련되어 있습니다. 결핵에 대한 막연한 두려움과 오해를 줄이고 유용한 정보를 나누고 싶습니다.

결핵은 법정 감염병입니다. 결핵으로 진단이 되면 의료진은 24시간 내로 보건소에 신고해야 하며 담당 보건소가 배정되는 등 국가에서 관리하는 질병입니다. 제일 흔한 폐결핵은 전염성이 있어 최소 2주는 직장을 쉬면서 자택 혹은 병원에서 자가 격리합니다. 결핵 치료비용도 국가에서 전액 무료로 지원합니다.

그런데 제가 만난 환자들은 국가에서 결핵 관리를 돕는다는 사실을 잘 몰랐습니다. 또 결핵 자체에 대해 부정적 인식이 많다는 것을 깨달았습니다. 환자뿐 아니라 환자의 보호자인 가족과 환자의 직장 등 각각이 가진 부정적 인식으로 인해 치료에 어려움을 겪거나 두려움을 느끼는 경우를 많이 보았습니다.

하지만 결핵은 민간—공공 협력 사업을 통해 병원과 보건소가 함께 관리합니다. 2주 정도 약을 먹으면 대부분 전염성이 거의 없어지고 일상생활이 가능하며, 6개월 이상 치료하면 완치할 수 있는 병입니다. 도움을 줄 수 있는 국가 지원제도도 다양하고 체계적입니다.

하지만 환자들이 거부반응과 염려, 공포, 불안 등 부정적 감정을 느끼는 경우가 많은 것을 보며, 결핵에 대한 막연한 두려움과 오해가 있다는 것을 느꼈습니다. 인터넷을 찾아보아도 실질적인 정보가 부족했습니다. 인터넷 검색을 해 보면 '무서운 병'이라는 등 부정적 편견을 주는 내용이 나왔습니다.

이 책을 읽는 누군가에게는 도움이 될 수 있기에 하나씩 이야기를 나누어 보려고 합니다. 결핵에 대해 궁금한 이, 건강 정보에 관심이 있는 이, 그리고 결핵관리전담간호사의 업무에 관심이 있는 간호사에게도 도움이 되지 않을까 합니다.

일러두기

환자 사례는 제가 근무한 병원에서 본 사례와 이론적 내용을 토대로 각색한 내용입니다. 이름은 모두 가명을 사용했고, 나이와 관련 상황 등도 각색되어 실제 상황과는 다른 예시임을 밝힙니다.
질병관리청 사이트의 설명이 잘 되어 있고 공신력이 있기에 참고했음을 밝힙니다. 질병관리청 결핵 ZERO 사이트에서 여러 가지 유용한 정보를 찾아볼 수 있습니다(결핵 ZERO 사이트 https://tbzero.kdca.go.kr/).

어서 오세요, 결핵 상담소입니다

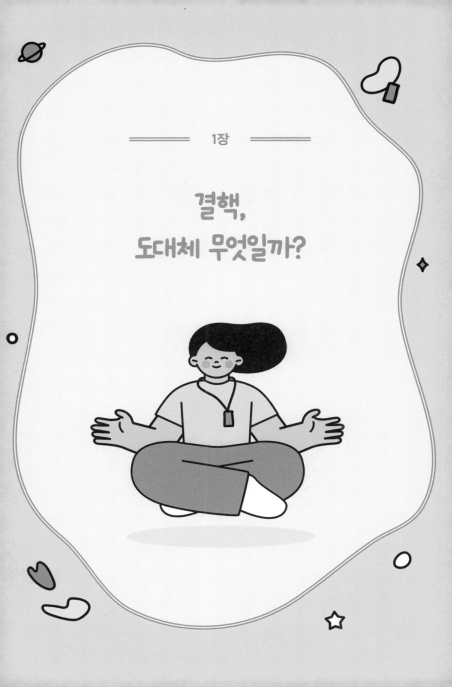

1장

결핵,
도대체 무엇일까?

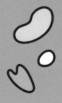

1 ✦
아직 사라지지 않은 병

18세기 후반 전 세계적으로 결핵이 유행하면서 많은 이가 사망했다. 결핵 이전에 유럽을 휩쓴 페스트에 빗대어 결핵을 '백색 페스트'라고 부르기도 했다. 그만큼 많은 사람이 결핵에 걸렸고 지금도 사랑받는 음악가 쇼팽, 작가 에밀리 브론테 등 많은 젊은 예술가들이 결핵으로 사망했다.

그런데 흥미롭게도 옛날 사람들은 결핵을 '아름다운 병', '낭만적 병'이라고 하는 등 낭만적 시선으로 바라보았다. 특히 서구 예술가들은 결핵에 대한 환상을 키웠다. 결핵은 천천히 진행하기에 공포의 이미지가 있긴 해도 '좋은 병'이라는 이미지도 있었다. 결핵에 걸린 이, 특히 젊은 여성들이 결핵으로 창백하고 가냘픈 외형을 갖는 것이 당대 미의 기준에 부합했다는 이야기도 있다.

그래서인지 당시 흔했던 결핵 환자를 모델로 한 그림도 많다. 존 에버렛 밀레이의 「오필리아」가 그중 하나로 전해진다. 셰익스피어의 비극, 햄릿의 주인공인 오필리아가 실연과 아버지의 죽음으로 실성한 후 물에 빠져 사망하는 장면을 그린 그림이다. 화가들은 폐결핵에 걸렸던 여성의 창백한 피부와 야윈 눈, 붉은 뺨이 모델로 적합하다고 생각해 모델로 선정했다고 한다.

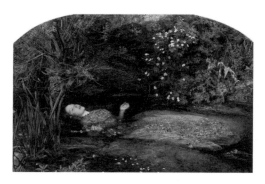

존 에버렛 밀레이의 「오필리아」

영어로 결핵은 소모(consumption)라는 단어로 불렸다. 결핵으로 육체를 소모한다는 것인데 여기에서 사람들은 '열정'의 이미지를 연결 지었다. 열정적인 사람들이 걸리는 병이라

어서 오세요, 결핵 상담소입니다

는 이미지가 생긴 것이다. 특히 19세기 이후 많은 예술 작품에서 결핵을 사랑의 정열과 낭만을 표현하는 은유적 질병으로 사용했다.

한국 근대 문학 작가 이광수, 나도향, 이태준, 이상 등도 작품 속에서 결핵을 낭만적으로 묘사했다. 이들 중에는 실제 결핵을 앓으면서 겪은 경험을 작품에 녹여내기도 했다. 나도향의 작품 「환희」에서 결핵은 비극적 사랑을 표현하기 위해 사용되는데, 죽음이라는 강렬한 이미지가 사랑과 열정의 이미지와 연결되는 것이다.

이러한 사례는 시대마다 다른 질병에 대한 인식을 보여 준다. 결핵으로 아프고 창백한 모습을 애처롭고 아름답게 인식했다니 묘하다. 몸이 약한 첫사랑 여주인공 혹은 병약한 나머지 일찍 세상을 떠나는 설정의 여주인공 등을 지금도 드라마나 영화에서 흔히 볼 수 있으니 비슷한 것일지도 모른다.

결핵, 지금은 어떤 이미지일까? 다행히 이제 진단검사와 치료 약이 충분히 잘 개발되어서 결핵은 애처롭게 바라만 봐야 하는 불치병이 아니다. 특히 한국은 결핵 치료비를 정부에서 무료로 지원하며, 잠복결핵 검사와 치료도 지원한다. 조금이라도 의심된다면 망설이지 말고 보건소나 병원을 찾아 검사받아야 한다.

　이러한 결핵은 노인 환자가 다수 차지한다. 국가 통계상으로도 그렇다. 하지만 병원을 찾아오거나 다른 질환 때문에 검사하다가 발견되는 환자들은 소아, 2030 젊은 층, 40대 이상 중년층 등 나이대가 다양했다.

　내가 만난 환자들의 다양한 나이대에서 알 수 있듯 남녀노소 다양한 사람이 결핵 치료가 필요하다. 처음 검사 결과를 들은 환자들은 충격받은 듯한 반응을 보일 때가 많다. 아마 '나는 아니겠지.'라고 생각했을 것이다.

　사실 한국은 OECD 국가 중 결핵 발생률이 오랫동안 1위였다. 결핵 유병률과 사망률도 다른 OECD 국가보다 매우 높다. 한국전쟁 때 결핵이 폭발적으로 증가한 이후 환자 관리가 철저히 이루어지지 못했기 때문이다(김희진, 2012). 2023년 기준으로 한국은 OECD 국가 중 결핵 발생률 2위, 결핵 사망률 4위이다. 하지만 많은 이가 이런 내용을 체감하지는

　　　　　　　　　어서 오세요, 결핵 상담소입니다

못한다.

결핵에 대한 환자들의 반응을 살펴보면, 결핵은 개발도상국에서만 생긴다거나, 한국에는 예전에 많았지만 지금은 없어진 병 아니냐는 인식이 많다. 사회경제적으로 취약한 환경에 있는 사람에게 결핵이 잘 생길 수 있다는 것은 사실이다. 하지만 통계 수치가 보여 주듯 우리나라에도 결핵 환자가 많다.

'제가 결핵이라고요?'라는 놀라는 반응. 그다음으로 많은 것이 '요즘도 우리나라에 결핵이 있어요?'라는 반응이었다. 젊은 환자는 나이가 젊어도 결핵에 걸리냐고 물어볼 때가 많았다. 대면으로 만나는 것 외에도 전화 상담을 많이 하다 보니 환자와 보호자들이 수많은 걱정거리를 들려주었다. 어떤 보호자는 환자가 결핵으로 진단되었다는 말을 듣고 밤새도록 힘들어했다며 하소연하기도 했다.

그래서 언젠가부터 결핵 치료를 시작한다고 알리는 첫 만남부터 덧붙이는 말이 늘었다.

"결핵약을 꾸준히 드시면 완치될 수 있는 병이니 너무 걱정하지 마세요."

불치병이 아닌 완치 가능한 병이라는 말을 듣고 나면 많은 환자가 안심했다. 감사하다는 이야기도 많이 들었다. 나는 설명만 한 것인데 이런 좋은 말을 들어도 될지 싶었다. 그만큼 결핵에 대한 두려움이 많이 퍼져 있다.

치료 기간 약을 잘 복용하며 꾸준히 관리해야 한다고 교육할 때면, 결핵 상담실에서 한 번씩 안부 전화를 하겠다는 말도 같이했다. 결핵 상담실이 있는 병원은 상담실에 바로 연결되는 전화가 있어 결핵관리전담간호사와 상담할 수 있다. 그리고 궁금한 것이 있으면 언제든 전화해 달라고 덧붙였다. 환자가 결핵 진단에 너무 실망하지 않고 힘을 내기를 바라면서 말이다.

어서 오세요, 결핵 상담소입니다

2 ✦
종류와 증상 바로 알기!

공무원 시험을 준비 중인 진욱 씨는 몇 주 전부터 기침이 나기 시작했다. 기침과 가래, 열이 나는 증상으로 감기에 걸렸다고 생각했다. 몸은 힘들었지만, 평소 건강한 편이었기에 며칠이 지나면 나을 것으로 생각했다. 하지만 기침과 가래가 2주 이상 계속되자 이상하다는 생각이 들어 병원을 찾았고, 검사 결과 폐결핵을 진단받았다.

가상의 사례이지만 이렇게 증상을 대수롭지 않게 여기다가 병원을 찾는 환자가 많다. 사실 초반부터 스스로 결핵이라고 생각하기는 쉽지 않다. 감기나 천식인 줄 알고 검사했다가 결핵을 발견하기도 한다. 또한, 결핵은 발병 부위에 따라서 증상이 다르다. 때로는 큰 증상 없이 건강검진을 했다가 결핵을 진단받는다.

결핵의 종류

결핵은 대체 어떤 병일까? 결핵은 결핵균(Mycobacterium tuberculosis complex)에 의해 감염되는 만성 감염병이다. 2024년 기준 전국의 결핵 환자 수는 13,175명이었다. 크게 나누어 살펴보자면 폐결핵, 폐외결핵, 잠복결핵이 있다.

✚ 폐결핵

폐결핵은 폐에 생기는 결핵이다. 폐결핵은 결핵 환자에게서 나온 결핵균이 포함된 미세한 침방울에 의해 감염된다. 결핵 환자 가까이에서 생활하는 가족이나 직장 동료 등에게 환자의 침방울이 튀면서 감염될 수 있다.

✚ 폐외결핵

결핵은 폐가 아닌 신체의 여러 부위(흉막, 림프절, 척추, 뇌 등)에도 발생할 수 있다. 이렇듯 폐가 아닌 부위에 발생한 결핵을 '폐외결핵'이라고 한다.

어서 오세요, 결핵 상담소입니다

✦ 잠복결핵

잠복결핵은 결핵균에 감염되었지만, 결핵이 발병하지 않은 상태이다. 따라서 증상이 없으며 타인에게 결핵균을 전염시키지 않는다. 몸 밖으로 결핵균이 배출되지 않기 때문이다. 결핵균에 감염되면 대부분 잠복결핵 감염 상태로 지내다가 약 10%가 결핵으로 발병한다.

결핵의 증상

보통 폐결핵은 기침, 가래 등의 증상이 2주 이상 계속될 때 의심해 볼 수 있다. 감기는 1주 정도 지나면 호전하는데 이런 증상이 지속하면 결핵을 의심할 수 있다. 이럴 때는 병원을 찾아 진료 보기를 권한다. 기침, 가래 외에도 발열, 객혈, 식은땀, 체중감소, 피로 등의 증상이 있지만 별다른 증상이 나타나지 않을 수도 있다.

결핵이 의심스럽다면 어떻게 할까?

기침, 체중감소, 피로감이 2주 이상 지속하는 등 결핵 증상이 의심스럽다면 빠르게 검사를 받는 것이 중요하다. 이러한 증상을 그저 감기나 폐렴으로 생각하거나 별것 아닌 것으로 생각해 방치하다가 병을 키울 수 있다. 도움을 받으려면 어디로 찾아가야 할까? 근처 병원을 찾아가도 되지만 전국의 보건소에서도 결핵 관련 검사를 받을 수 있다.

특히, 만 65세 이상은 연 1회 결핵 검진 권고 대상이다. 또한, 집 근처 보건소에서 매년 1회 무료 결핵 검진을 받을 수 있다. 65세 이상 환자가 전체 결핵 환자의 절반 이상을 차지하며, 사망자의 약 82%에 해당하기 때문이다. 자세한 기준은 있지만, 결핵 환자와 동거한 가족 등 밀접 접촉자와 유증상자도 무료 검진 대상에 해당할 수 있다. 따라서 병원이 부담스럽다면 보건소에서 먼저 상담을 받아보기를 권한다.

3 ◆
결핵균 검사로 골든타임을 사수하라

    결핵이 의심되어 병원을 찾은 지연 씨는 정확한 검사를 위해 가래를 뱉어 오라는 말을 들었다. 그동안 기침이 자꾸 나오는 증상이 있기는 했지만, 사람이 많은 병원에서 가래를 뱉으려니 당황스러웠다. 담당 간호사는 부끄러워할 필요 없다며 결핵 진단을 위해 꼭 필요한 검사라고 설명해 주었다. 또, 가래를 잘 뱉는 방법도 알려 주면서 채담실에서 통에 가래를 뱉어오라고 했다. 처음에 지연 씨는 가래가 잘 나오지 않는 것처럼 느껴졌지만 여러 번 시도 끝에 통에 가래를 받아서 제출했다.

    지연 씨가 이렇게 열심히 가래를 뱉어 병원에 제출한 이유는 결핵균 검사를 하기 위해서다. 결핵 진단에 가장 중요한 것은 결핵균 검사이기 때문이다. 물론 결핵 진단검사는 다양하다. 흉부 X선 촬영을 병행하기도 하고 정확한 판단을 위해 CT 검사를 시행하기도 한다. 결핵균 핵산 증폭검사(TB-PCR) 검사를 통해 신속하게 결핵을 진단하는 방법도 있다. TB-PCR 검사는 결핵균에만 존재하는 핵산(DNA)을 증폭시켜 확인하는 검사로 결핵 진단을 위한 보조 검사이다.

하지만 이러한 여러 검사 중에서도 가래를 통한 결핵균 검사가 중요하다. 결핵균 검사에는 도말검사와 배양검사 두 가지가 있다. 도말검사는 결핵균을 눈으로 확인할 수 있는 검사이다. 24시간 이내로 결과가 나올 만큼 신속하게 확인 가능하다는 장점이 있다.

배양검사는 2~8주까지 시간이 더 오래 걸린다. 배양검사는 이름처럼 균을 키워서 살펴보는 것이다. 배양검사는 X-선 검사나 도말검사보다 시간이 소요되며, 몇 주가 지나 결과가 나온다. 결핵균이 천천히 자라는 특징이 있기 때문에 균을 키우는 데 시간이 걸리는 것이다. 하지만 그만큼 정확하다는 장점이 있다. 도말검사에서 음성이 나오더라도 배양검사에서 양성이 나와서 결핵으로 확진될 수도 있다.

활동성 결핵이지만 배양검사에서 결핵균이 검출되지 않거나 음성으로 나올 수도 있다. 결핵 병변이 심하지 않거나 가래를 제대로 뱉지 못했을 수도 있다. 그래서 결핵을 진단할 때는 담당 의사의 종합적인 판단이 중요하다. 보통 환자의 증상과 여러 검사, X−선 검사, CT 검사 등의 영상학적 소견을 종합적으로 판단하여 활동성 결핵으로 진단하고 치료를 시작하기도 한다. 결핵균 검사가 음성이더라도 영상학적 소견을 토대로 경험적 치료를 시작하기도 한다. 이렇듯 다양한 사례가 있으므로 검사와 진료를 우선 받아봐야 한다.

폐결핵은 전염성이 있기도 하고, 결핵을 치료하지 않으면 증상이 점점 악화하기에 꼭 치료하도록 한다. 기존에 앓고 있는 다른 질환에도 악영향을 미치기 때문에 진단을 미리 하는 것이 중요하다.

객담검사 잘하는 법

결핵 진단을 위해서는 객담(가래)을 통한 결핵균 검사가 중요하다. 그런데 가래를 뱉기 어려워하는 환자가 많다. 보통 보건소나 병원에서 객담검사 하는 법에 관한 자료를 배부하며 교육도 따로 한다. 하지만 특히 어린 환자들은 가래 뱉기가 어려울 수 있다. 그런 경우 기관지 내시경 등을 이용해 검체를 얻는 방법을 택할 수 있다.

객담검사는 기본적으로 자주 하는 검사이다. 또한, 이 검사를 통해 결핵균을 확인할 수 있기 때문에 중요한 검사이다. 여기서는 객담 검사를 하는 방법을 소개하려고 한다.

1) 가래를 뱉기 전에 먼저 맑은 물로 입안을 헹군 후 가래통 뚜껑을 연다.
2) 심호흡을 3회 실시하여 폐 깊숙이 있는 가래가 잘 나올 수 있도록 힘껏 기침하여 통에 뱉는다. 뱉은 객담량이 적으면 여러 번 반복하여 충분한 양의 가래를 받은 후에 뚜껑을 닫는다.
3) 가래통을 검사실에 바로 제출하기 어려운 상황이면 냉장실에 보관하였다가 검사실에 제출한다.

심호흡과 기침을 있는 힘껏 해야 가래가 잘 나올 수 있다. 가래를 뱉을 때 하는 기침으로 주위에 결핵 전염이 될 수 있으므로 환기가 잘 되고 주위에 사람이 없는 장소에서 할 것을 권한다. 주로 채담실이나 건물 밖에서 가래를 뱉거나 간혹 집에서 객담통에 받아오도록 할 때도 있다.

객담검사는 진단을 위한 첫 단계이자 중요한 검사이지만, 부끄러워하거나 힘들어하는 환자도 꽤 있다. 결핵 진단에는 결핵균 검사가 중요하기 때문에 포기하지 않고 잘 받아 보기를 응원하고 싶다.

4 ✧
오해와 낙인(stigma)은 이제 그만

　상봉 씨는 최근 병원에서 결핵 검사를 했다. 그런데 검사 결과 결핵으로 확진되었다. 병원에서는 함께 사는 가족에게 전염 위험성이 있으니 조심해서 지내도록 안내했다. 상봉 씨는 제일 먼저 아내에게 전화를 걸어 결핵 진단 사실을 알렸다. 그 말을 들은 상봉 씨의 아내는 많이 놀랐다. 아내는 같이 사는 가족들에게 전염될까 무서우니 상봉 씨에게 집에 들어오지 말고 바깥에서 며칠 지내라고 했다. 병원에서는 집에서 지내며 치료해도 된다고 했는데 상봉 씨는 갑자기 어디에서 지내야 할지 막막했다.

　"아내가 제가 결핵이라고 집에도 못 들어오게 해요. 설명 좀 잘해 주세요."

어서 오세요, 결핵 상담소입니다

상봉 씨는 다급하게 병원의 결핵 상담실에 전화를 걸었다. 간호사에게 상황을 설명하고, 아내에게 전화로 설명을 잘해 달라고 부탁했다. 간호사의 도움으로 아내는 결핵 치료에 관해 설명을 듣고 오해를 풀었다. 상봉 씨는 당분간 집에서 조심하며 지내면서 치료하기로 했다.

이렇게 환자들을 만나다 보면 환자와 가족들에게 결핵에 대한 오해가 만연했다. 사회적 낙인이라고 할 수 있을 정도로 결핵에 대해 부정적 이미지가 아직 많다. 내가 만난 환자들도 학교에서, 직장에서, 주위에서 결핵 환자인 것을 부정적으로 바라볼 것을 두려워했다. 결핵을 치료하기 힘든 병으로 생각하는 환자도 꽤 있었다.

역사적으로 사람들은 여러 질병을 사회적 낙인과 연결 지었다. 결핵 또한 아직 부정적 인식이 많다. 건강과 관련된 낙인(health-related stigma)은 사회적 과정 혹은 개인의 경험으로, 특정 건강 문제를 가진 개인이나 집단에 대한 고립과 거부, 환자 탓하기, 환자의 가치를 낮게 평가하기 등이 특징이다(Weiss & Ramakrishna, 2006). 이러한 질병에 대한 낙인은 환자 치료에 부정적 영향을 미친다. 결핵은 대부분 약 복용으로 치료할 수 있음에도 불구하고 주위에 병을 숨겨서 환자가 치료를 늦게 받거나 아예 치료받지 못할 수 있다. 결핵은 감염병이므로 이렇게 치료가 늦어지면 환자 주변으로 전파될 수 있다.

또 결핵에 대한 부정적인 사회적 인식으로 인해 환자가 스스로를 부정적으로 인식하기도 한다. 국내 한 연구에 따르면, 결핵 환자의 자기 낙인(self-stigma)은 자존감 감소, 두려움, 스스로에 대한 부정적인 감정, 사회적 위축, 차별 등을 불러온다(염선미, 강정희, 양영란, 2021). 또, 부끄러움, 두려움, 불명예스러움 등 스스로에 대하여 부정적 인식을 하게 한다. 이는 환자의 사회적 단절을 가져올 수 있으며, 삶의 질에도 부정적 영향을 준다.

다음은 염선미, 강정희, 양영란(2021)의 논문에 나온 결핵 환자의 자기 낙인 사례를 요약한 것이다. 환자는 30세 여성이며, 여기서는 A 씨라고 칭한다.

어서 오세요, 결핵 상담소입니다

A 씨는 한 달 이상 지속한 기침과 가래, 야간 발한, 발열 등의 증상으로 병원을 내원하여 폐결핵으로 진단받고 입원 치료 후 외래치료를 받았다. A 씨는 수치스러워 가족들에게도 퇴원 후에야 진단 사실을 알렸다. 또 직장 동료들이 밀접 접촉자 검진을 받게 되자 죄책감을 느꼈고, 자신을 '더러운 존재'로 생각할까 두려웠다. 감염의 두려움 때문에 가족들과 만남도 피하였으며 병이 완치될 수 있을지 무서웠다.

A 씨는 우울해졌고, 자기 자신을 '균을 옮기는 나쁜 존재'로 느꼈다. 직장 동료 모임에도 나가지 못하면서 소외감과 '외딴 섬에 혼자 덩그러니 떨어진 느낌'까지 들었다. 직장에서 무의식적으로 재채기가 나왔을 때도 곁눈질로 쳐다보며 자리를 피하는 동료들을 보며 자존감이 떨어지는 느낌도 받았다.

결핵과 같은 감염병은 일정 기간 자가 격리하면서 환자가 고립감과 소외감을 느낄 수 있다. 사례 속 환자 A처럼 격리 이후에도 사람을 잘 만나지 않고 피하게 되기도 한다. 치료하면 완치될 수 있지만 부족한 정보와 부정적 인식 때문에 죄책감과 소외감을 느끼는 것이다.

직장에 결핵 진단 사실을 알리고 싶지 않아 했던 환자 한 명이 있었다. 결핵은 법정 감염병이라 직장에서도 협조를 해 줘야 한다고 설명했고, 보건소에서도 같은 설명을 했다. 하지만 이 환자는 직장에 그런 사실을 알리더라도 쉽게 해 줄 수 있는 상황이 아니라며 화를 냈다. 나와 보건소 담당자에게 직장에 알리지 말아 달라고 부탁했다. 하지만 의료진에게는 법적으로 신고할 의무가 있고, 환자가 격리해야 하는 상황이기 때문에 절차대로 진행할 수밖에 없었다. 상담 전화를 하며 환자의 곤란한 상황이 이해가 갔고 안타까움이 커졌다.

이러한 사례들을 통해 아프다는 것 때문에 환자들이 자신을 고립시키고 사회 활동이 위축되는 위험이 있음을 깨달았다. 이는 결핵에 대한 오해와 편견에서 비롯된 것이다. 하지만 결핵약을 복용하고 2주만 지나면 전염력이 많이 낮아지기에 무리 없이 일상생활을 해도 된다. 첫 2주 동안 조심하며 지내면 되는 것이다. 또 결핵은 6개월 이상 결핵약을 매일 복용하면 완치가 가능한 질병이다. 아직도 결핵에 대한 오해와 편견 속에서 힘들어하는 환자들을 만나며 안타까운 마음이 커졌다. 결핵에 대한 정확한 정보가 많이 알려지면 좋겠다는 바람이 생겼다.

많은 사람이 결핵에 대해 제대로 알아야 근거 없는 두려움이 적어질 것이다. 더 나아가 아플 때 죄책감을 느끼지 않고 잘 쉴 수 있는 것이 가능한 사회가 되어야 할 것이다. 그러려면 아픈 몸과 질병에 대한 우리의 관점이 바뀌어야 한다. 질병은 누구나 겪을 수 있는 일이다. 살면서 누구나 아프고 약해질 수 있다는 사실을 많은 이들이 이해하고, 받아들이며, 서로 배려하는 것이 필요할 것이다. 모두의 생각을 한 번에 바꾸기는 어려워도 여러 노력이 쌓이면 점점 결핵에 대한 오해와 편견이 사라질 수 있을 것이다.

5 ✦
국가에서 기꺼이 돕는 예방과 치료

　결핵은 수천 년 전 관련 기록이 있을 정도로 오랜 질환이다. 이러한 결핵은 대표적인 '사회적 질병'이라고 불린다. 개인 간 감염뿐 아니라 다양한 사회적 요인이 결핵의 발병과 치료에 영향을 미친다. 특히 사회경제적으로 취약한 이들이 가장 결핵 감염과 발병이 되기 쉬우며, 치료에 어려움을 겪을 가능성이 높다. 이에 세계보건기구(WHO)에서는 효과적인 결핵 관리를 위해 사회경제적으로 가장 취약한 집단에 양질의 진단과 치료 지원을 제공해야 한다고 강조하였다.

　실제 결핵 상담실에서 근무하며 결핵 치료에 어려움을 겪는 환자들의 다양한 상황을 접했다. 병원과 집이 멀어 규칙적으로 내원하기 어려운 환자도 많았다. 이런 경우 담당 의사가 연고지 근처 병원에 가는 것을 권하기도 한다. 비행기를 타고 올 정도로 멀리서 병원에 오는 환자들도 있었다.

결핵은 약을 먹으며 치료하는 것이기 때문에 사실 어느 병원에 가더라도 같은 성분의 약을 처방받을 수 있다. 그런데 상담을 해 보면 결핵을 난치병으로 생각해 꼭 대도시의 큰 종합병원에 다녀야 한다고 생각하는 환자들도 있었다. 하지만 그런 환자의 집 근처에도 국가 결핵 관리 사업인 민간–공공 협력 사업에 참여하는 의료기관이 있는 경우도 꽤 있었다. 담당의와 나는 결핵약은 어느 병원에 가든 기본 4가지 약제로 치료하는 것은 같다고 설득했다.

한편, 환자의 사정을 들어보면 멀리 진료를 받으러 오는 것이 이해되었다. 지방 병원에서는 결핵 환자가 많지 않아 의료진도 어떻게 결핵 치료를 할지 난감해하며 연락이 오기도 했다. 지방 병원의 한 의사가 폐결핵 진단을 받았으면 꼭 병원 입원을 해야 하는 것 아니냐고 전화가 온 적도 있었다. 환자에게 입원 명령이 필요할 때도 있지만 많은 환자가 집에서 자가 격리하며 지낸다는 점을 설명해야 했다.

이렇게 의료진이 관련 규정을 잘 모를 때도 있다. 하지만 의사가 처방하고 싶어도 약국에서 결핵약을 들여놓지 않아 처방받기 어려운 경우도 많았다. 게다가 다제내성결핵 환자는 더 어려움을 겪는 듯했다. 상황이 이렇다 보니 집에서 가까운 병원에서 결핵 치료가 어렵다는 답변을 했다며 환자가 다시 찾아오는 경우도 종종 있었다. 왜 환자들이 멀리까지 오는 것인지 처음에는 의아했지만, 많은 병원에서 결핵 치료에 어려움을 겪는 현실을 깨달았다.

또, 환자가 결핵 외 다른 질환으로 건강이 좋지 않아 거동이 어려운 경우도 문제였다. 여러 상황으로 병원 방문일에 동행할 보호자가 없는 경우도 꽤 있었다. 결핵관리전담간호사는 전화 상담을 하다가 이런 상황들을 알게 된다.

그래서 건강 상태가 좋지 않았던 환자에게는 진료 예약 일자가 다가오기 전 미리 전화해 건강 상태를 확인했다. 누구와 같이 병원에 올지도 확인했다. 결핵약은 6개월 이상 연속적으로 복용해야 하기 때문에 약이 끊기지 않으려면 제때 처방받아야 한다. 환자 상황에 따라 외래 예약 일자를 조정해 약을 연속적으로 먹도록 돕는 것이 나의 주된 업무 중 하나였다.

어서 오세요, 결핵 상담소입니다

물론 결핵관리전담간호사 혼자만의 노력으로 결핵을 효과적으로 관리하기는 힘들다. 국내에는 민간–공공 협력 결핵 관리 사업이 시행되어 민간의료기관과 보건소 등 공공기관이 함께 결핵 관리를 위해 협력한다. 결핵관리전담간호사도 이 민간–공공 협력 사업을 통해 의료기관에 배치되는 것이다. 환자들은 결핵의 원인, 치료 방법, 경과에 대해 담당 간호사와 자세히 상담할 수 있다. 결핵관리전담간호사가 배치되지 않은 병원도 있지만, 전국의 보건소 결핵 상담실에서도 결핵 예방과 치료에 힘을 보태고 있다.

실제로 병원 차원에서 환자를 돕기 어려울 때는 상담 내용을 토대로 환자 상황을 보건소에 공유했다. 치료 시작 시점에 시행하는 취약성 평가 결과를 보건소에도 공유하므로 장점이 있었다. 미리 꾸준한 치료가 힘든 환자를 발견하고 보건소에서 그런 환자들을 같이 관리할 수 있기 때문이다. 이렇듯 다양한 결핵 치료의 어려움을 이겨낼 수 있도록 국가 차원에서 결핵 관리를 돕는다. 결핵 치료를 하며 혼자 어려워하기보다 근처 보건소에 전화 문의를 먼저 해 볼 것을 추천하고 싶다.

✚ TIP

꼭 알아야 할 '맞춤형 사례관리 사업'

전국적으로 결핵 환자 치료를 돕기 위한 맞춤형 사례관리 사업이 시행 중이다. 결핵 환자를 대상으로 취약성 평가를 통해 고위험군 환자를 발굴하고 보건소와 병원의 협력을 통해 보건·복지 서비스를 연계하고 제공하는 사업이다. 고위험군 환자는 치료 중단의 위험성이 높은 환자를 말한다. 그래서 취약성 평가를 통해 환자의 치료를 방해할 수 있는 요인을 확인하는 것이다. 환자마다 문제를 파악해 필요한 보건·복지 서비스를 연결해 주는 것이기 때문에 이름처럼 환자별 맞춤형 사업이다.

취약성 평가

PPM 결핵 관리 사업 참여 병원의 결핵관리전담간호사는 처음 결핵으로 진단받은 환자를 대면으로 만나 결핵 관리에 대해 교육과 상담을 진행한다. 보통 이때 취약성 평가에 대한 동의서를 받고 평가를 시행한다. 환자가 거부하지 않는 이상 모든 결핵 진단 환자에게 취약성 평가를 시행한다. 병원에서 시행한 취약성 평가 결과는 온라인으로 보건소의 결핵 상담실과 공유한다. 그래서 보건소 담당자가 고위험군 환자들에게 빠르게 연락해 다양한 지역사회 서비스를 연결해 줄 수 있다.

어서 오세요, 결핵 상담소입니다

결핵 환자 취약성평가 설문지

요인별 분류	번호	항목	가중치			
임상적	1	신체적 장애로 인해 결핵 치료 및 복약 활동이 힘들다	예	1	아니오	0
결핵 관련	2	결핵 치료에 동의하며, 치료의 중요성에 대해 충분히 이해하고 있다	예	0	아니오	1
임상적	3	(만) 80세 이상이다	예	2	아니오	0
사회 경제적	4	기초생활보장제도 수급자이다 (의료급여, 주거급여, 생계급여, 교육급여 등)	예	2	아니오	0
사회 경제적	5	의사소통의 어려움이 있다 (국적, 시/청각적 언어장애, 낮은 문해력 등)	예	2	아니오	0
임상적	6	정신적 장애가 있다(치매 포함. 의료진의 진단이 있었을 경우로 제한. 과거력 포함)	예	2	아니오	0
임상적	7	동반질환이 있거나, 결핵약 외 주기적으로 복용하는 약이 있다	예	2	아니오	0
사회 경제적	8	의료기관까지의 거리 제한으로 인해 외래 방문에 어려움이 있다	예	2	아니오	0
사회 경제적	9	가족 구성원을 포함하여 주변에 결핵 치료를 도와줄 수 있는 사람이 있다	예	0	아니오	2
임상적	10	현재 흡연 중이다	예	2	아니오	0
임상적	11	지속적인 복약에 자신이 없다	예	2	아니오	0

임상적	12	현재 HIV(인간면역결핍바이러스, AIDS) 치료 중이다	예	3	아니오	0
결핵 관련	13	이전에 결핵 치료를 받았던 적이 있다	예	5	아니오	0
임상적	14	방문요양서비스를 현재 받고 있거나 필요하다	예	5	아니오	0
결핵 관련	15	과거에 결핵 치료를 중단한 적이 있다	예	5	아니오	0
사회 경제적	16	현재 독거 상태이다	예	5	아니오	0
사회 경제적	17	주소지가 불명확하거나 일정하지 않다	예	5	아니오	0
임상적	18	음주 관련 질환 혹은 약물 중독 진단을 받은 적이 있다	예	5	아니오	0
결핵 관련	19	결핵약에 대해 다제내성이 있다	예	5	아니오	0
결핵 관련	20	결핵 치료 도중 병원을 바꾼 경험이 있다(전원이력)	예	5	아니오	0

총점: 63점

고위험군(31점 이상), 중위험군(17-30점), 저위험군(16점 이하)

어서 오세요, 결핵 상담소입니다

이러한 취약성 평가는 결핵 치료가 어려운 환자를 찾아낼 수 있게 한다. 특히 사회적·경제적으로 어려운 취약계층 결핵 환자가 치료에 전념할 수 있도록 돕는 것이 목적이다. 취약성 평가는 이름처럼 결핵 관리에 취약한 위험성을 평가하는 항목으로 이루어진다.

조금 더 자세히 살펴보면, 취약성 평가 항목은 임상적 특성, 결핵 관련 특성, 사회경제적 특성으로 구성된다. 임상적 특성은 결핵 위험성을 증가시키는 요인을 포함한다. 즉, 신체적 장애로 치료 및 복약이 힘든 경우, 80세 이상의 고령, 정신 장애 유무, 동반 질환 유무 등이다. 또한, 흡연 여부, 지속적 복약이 어려운 경우, HIV(인간면역결핍바이러스, AIDS) 치료 여부, 음주 관련 질환 혹은 약물 중독 진단 유무를 포함한다. 동반 질환과 흡연, 음주, HIV 치료 중인 경우 등 면역력이 낮은 환자는 결핵 발병의 고위험군이기 때문이다.

두 번째는 결핵 관련 특성에 해당하는 문항이다. 결핵 치료에 동의하고 잘 순응하는지, 과거 결핵 치료를 한 적 있는지, 과거 치료를 중단한 적 있는지를 묻는다. 또한, 다제내성

결핵 여부, 결핵 치료 중 전원 이력 관련 문항도 포함한다.

셋째로 사회경제적 특성은 결핵 치료를 어렵게 만드는 다양한 사회경제적 요인을 의미한다. 사회경제적 요인은 기초생활 보장 제도 수급자 여부, 의사소통 어려움, 의료기관까지 거리 제한을 포함한다. 또한, 주위에 결핵 치료를 도울 사람이 있는지, 독거 여부, 주소지가 불분명한지도 물어본다. 이렇듯 취약성 평가를 통해 단순히 건강 상태뿐 아니라 결핵 치료에 어려움을 겪을 수 있는 요인을 포괄적으로 평가할 수 있다.

취약성 평가는 민간—공공협력(Private—Public Mix, PPM) 결핵관리사업에 참여하는 병원에서는 결핵관리전담간호사가 담당한다. PPM 참여 병원이 아닌 경우 보건소 결핵실 담당자가 취약성 평가를 시행한다.

그런데 어떤 사업인지 생소해서인지 환자들이 취약성 평가를 거부하기도 해서 안타까웠다. 환자가 취약성 평가에 동의해야 맞춤형 사례관리사업에 참여할 수 있다. 그런데 취약성 평가와 이를 통한 맞춤형 사례관리 사업이 치료를 끝까지

어서 오세요, 결핵 상담소입니다

잘 마칠 수 있도록 돕기 위한 사업이라는 점이 아직 많이 알려지지 못하였다. 다양한 이유로 결핵 치료에 어려움을 겪는 환자들에게 맞춤형 사례관리 사업이 알려져 도움이 되었으면 한다.

1) 결핵은 전염성이 있나요?

답변: '결핵'이라는 이름이 들어갔다고 해서 모두 전염성이 있는 것은 아닙니다. 결핵의 종류는 크게 폐결핵과 폐외결핵, 잠복결핵이 있습니다. 이 중에 폐결핵은 폐에 생기는 결핵으로 환자가 기침할 때 주위로 전염이 될 수 있습니다.

하지만 폐외결핵과 잠복결핵은 전염성이 없습니다. 폐외결핵은 폐가 아닌 다른 부위에 생기는 결핵으로 다른 사람에게 전염되지는 않지만 계속 진행되는 것은 마찬가지입니다. 따라서 폐외결핵도 그냥 방치하면 안 되며, 치료가 필요합니다. 또한, 잠복결핵은 결핵균에 감염되었으나 활동성 결핵으로 진행되지 않은 상태입니다. 잠복결핵도 검사로 확인할 수 있으며, 필요시 치료가 가능합니다.

2) 결핵 관리에서 중요한 것은 무엇인가요?

답변: 결핵 치료는 기본적으로 약을 복용하는 것입니다. 결핵 치료를 위해 가장 중요한 것은 담당 의사가 처방한 약을 규칙적으로 복용하는 것입니다. 6개월 이상 되는 치료 기간 매일 꾸준히, 같은 시간대에 결핵약을 복용해야 합니다. 다만 사람마다 증상과 양상이 다르므로 전체 치료 기간이나 약의 종류는 다를 수 있습니다. 결핵 치료를 돕기 위한 다양한 국가 지원제도가 있으므로 도움을 받으면 좋습니다.

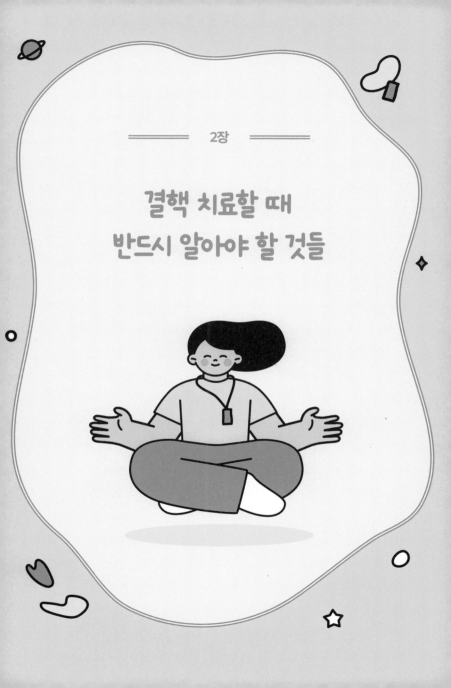

2장

결핵 치료할 때
반드시 알아야 할 것들

|❖
치료의 기본 약제 4가지

결핵약의 종류는 다양하지만, 대표적으로 사용하는 4가지 기본 약제가 있다. 이 4가지 약은 효과가 좋고 부작용이 적어 초기 치료에 사용한다. 결핵약의 용량은 몸무게에 따라 다르며 성인과 소아에서도 차이가 있다.

✚ 이소니아지드(Isoniazid)

1차 항결핵제로 성인 기준 1일 1회 200~400mg 투여한다. 부작용으로 말초 신경병증이 있을 수 있으므로 피리독신(비타민 B6)을 예방적으로 함께 처방한다.

✚ 리팜핀(Rifampin/Rifampicin)

성인 기준 1일 1회 450~600mg 경구투여한다. 체중이 50kg

이하일 경우에는 450mg, 50kg 이상일 경우에는 600mg을 투여하는 것을 권장한다. 리팜핀 복용 시 소변, 눈물, 땀, 침 등이 체액이 붉은색(오렌지색)으로 변할 수 있는데, 이는 약을 먹으면 나타날 수 있는 현상이다. 약의 색과 비슷한 오렌지색으로 소변이 나오거나 콘택트렌즈에 눈물도 오렌지색으로 묻어날 수 있다. 마찬가지로 땀도 옷에 색이 간혹 묻을 수 있다. 혈뇨를 본다고 생각하는 등 환자가 붉은색을 피로 오해해서 놀랄 수 있다. 하지만 약의 대사 부산물이 오렌지색으로 보이는 것으로 걱정할 필요는 없다.

✚ **에탐부톨(Ethambutol)**

체중 kg당 15mg을 24시간마다 1회 경구투여한다. 드물지만 부작용으로 시력 저하 등의 시력장애가 나타날 수 있다. 이러한 부작용은 드물게 나타나지만, 혹시 모르니 약 복용 시 잘 관찰해야 한다. 만약 시력장애 부작용이 나타나면 즉시 의료진에게 알려야 한다. 약을 중단하면 시력이 다시 돌아올 수 있으나 시간이 오래 걸릴 수 있기 때문에 빠른 조치가 필요하다.

✚ 피라진아미드(Pyrazinamide)

1일 1.5~2.0g(1일 최대 3g)을 1~3회 경구투여한다. 부작용으로 중증 간 장애가 나타날 수 있어 간 기능 검사를 정기적으로 시행한다. 또 부작용으로 관절통이 있을 수 있으나 대부분 심하지 않다.

결핵 치료는 쉽게 이야기하면 6개월 이상 매일 결핵약을 복용해 몸속의 결핵균을 죽이는 방식이다. 결핵균은 천천히 자라는 특성이 있어서 완치를 위해 장기간 치료가 요구된다. 결핵 치료를 위해서는 약을 정해진 시간에 매일 꾸준히 복용하는 것이 제일 중요하다.

한 가지 약제만 복용하면 결핵균이 그 약제에 내성이 생겨 약효가 없어질 수 있다. 따라서 서로 다른 여러 가지 약을 먹는 병합용법을 사용한다.

제일 처음 진단받았을 때는 4가지 표준 약제를 처방하는 경우가 많다. 처음 2개월 동안은 집중 치료기로 4가지 약을 모두 처방한다. 그리고 이후 4개월간은 이소니아지드와 리팜핀만 복용하는 용법이 표준적이다.

결핵 치료제는 언제 개발되었을까?

결핵 치료제는 1940년대 스트렙토마이신이 개발되며 시작했다. 결핵은 아주 오래전부터 있었지만, 치료 약이 없었다. 이전 시대에 결핵 치료는 결핵 요양 시설에 가거나 집에서 쉬는 것밖에 방법이 없었다. 예전에 쓰인 문학 작품에는 결핵으로 요양하는 주인공의 모습이 나오기도 한다.

이후 결핵 치료제가 하나씩 개발되며 현재의 치료요법에 이르렀다. 1952년에는 결핵 치료에 강한 효과를 보이는 이소니아지드가 개발되었다. 1966년부터는 새로 개발된 리팜핀을 결핵 치료에 사용하면서 결핵 치료 기간이 획기적으로 줄었다. 리팜핀 덕분에 지금까지 사용하는 6개월 단기 요법이 결핵 치료의 원칙이 되었다.

우리가 현재 사용하는 4가지 약제 중에는 이소니아지드와 리팜핀이 가장 중요하고도 강한 효과를 보이는 약이다. 그래서 이소니아지드와 리팜핀은 결핵 치료에서 핵심 약제이다.

하지만 약이 개발되는 것처럼 결핵균도 진화한다. 시간이 지나면서 이소니아지드와 리팜핀에 내성을 보여 약의 효과가 없는 다제내성 결핵이 증가했다. 다른 약제에 내성을 보이는 균도 생겼다.

이 책에서 결핵약의 종류를 모두 다루지는 않았지만, 최근에도 결핵 치료를 위한 신약이 개발 중이다. 새로운 약이 개발됨에 따라 결핵 치료법도 변할 수 있다. 앞으로도 활발한 연구를 통해 결핵 치료법이 더 좋은 방향으로 발전해가기를 기대해 본다.

2 ✦
알면 무섭지 않은 약 부작용

 병섭 씨는 3주째 결핵 치료 중이다. 병섭 씨는 약을 먹은 후 피로감과 속이 더부룩한 증상이 생겨 걱정했다. 처음 치료 시작 시 간호사로부터 흔한 약 부작용에 관해 들었지만 직접 겪으니 힘들었다. 결핵 상담실에 전화하니 간호사가 기존에 아침에 먹었던 약을 시간대를 변경해 취침 전 먹어 보라고 했다. 증상이 계속되면 약국에서 파는 위장약을 복용해 보고, 그래도 더 힘들면 진료를 다시 볼 수 있으니 연락해 달라고 했다. 대처법을 따라 해 보니 효과가 있었다. 그 후로 병섭 씨는 1주일에 한 번은 결핵 상담실에 전화해 간호사에게 궁금한 점도 물어보고 지금 겪는 증상이 부작용인지, 어떻게 대처해야 할지 상담했다.

결핵약 복용 후에 위장장애, 피부 발진 등의 부작용이 흔히 나타날 수 있다. 하지만 모든 환자에게 부작용이 나타나는 것은 아니다. 또 증상이 심하지 않으면 시간이 지나며 호전되는 경우도 많다.

간혹 간독성으로 부작용이 심할 경우 전신 쇠약감, 구토 등이 나타날 수 있다. 그래서 보통 외래진료 날 정기적으로 간 수치 확인을 위한 혈액검사를 시행한다. 또한, 필요시 수시로 결핵관리전담간호사와 전화 상담을 통해 불편한 증상을 알리고, 담당 의사와의 진료를 통해 약을 조절한다. 병원에 결핵 상담실이 없다면 집 근처 보건소 결핵실에서 상담을 통해 도움을 받을 수 있다.

국내에는 결핵 진료 지침이 잘 개발되어 있고 학회의 연구 등을 통해 개정판도 계속 나온다. 6개월 이상 복용하는 장기간의 치료가 부담일 수 있지만 꾸준한 약 복용으로 결핵 완치가 가능하다.

✚ TIP

약 부작용에 대처하기

약제마다 다르지만 4가지 기본 약제는 공복에 먹는다. 보통 매일 아침 식전 복용하도록 교육한다. 약을 먹고 30분 정도 지난 후 아침 식사를 하는 것이다. 결핵약은 공복에 복용해야 하므로 당뇨, 고혈압 등 다른 질환으로 복용하는 약이 있다면 결핵약과 시간 간격을 두고 복용해야 한다.

그런데 결핵약을 복용하며 속이 쓰리거나 더부룩하다고 하는 경우가 꽤 있다. 아침에는 입맛도 없고 약을 먹기 힘들다고 하는 환자도 있었다. 이렇게 약 부작용 등으로 오전에 약을 먹는 것이 힘들면 어떻게 할까? 우선은 오후나 저녁 등 다른 시간대에 시도해 본다. 대신 시간을 정해 매일 같은 시간대에 복용하도록 한다.

또한, 부작용이 걱정되거나 힘들면 결핵 상담실의 결핵관리전담 간호사와 상담하거나 담당 의사에게 알려 약을 조절할 수 있다. 약의 용량을 조절하거나 약제 종류를 변경하는 것이다.

부작용이 나타났는데도 참고 계속 복용하려는 경우가 있는데, 그럴 필요는 없다. 결핵 치료 중 우려되는 부분이나 부작용 등 궁금한 내용이 생기면 그때마다 의료진에게 알리고 상담받아야 한다. 결핵 치료는 장기간 진행하므로 혼자 걱정하기보다 의료진을 믿고 함께 치료에 임하는 것이 좋다.

3 ◆
치료비, 정말 무료인가요?

한수 씨는 집에서 가까운 병원에서 결핵 진단을 받았다. 치료 시작 후 한 달 정도 지났을 때, 한수 씨는 다른 종합병원으로 병원을 옮겼다. 처음 치료받은 병원에는 결핵 상담실이 따로 없었는데, 옮긴 병원에서는 결핵 상담실에서 결핵 관리전담간호사와 상담했다. 그런데 간호사가 산정특례 제도를 알려 주며 앞으로 결핵 치료를 무료로 받을 수 있다고 했다. 이전 병원에서는 듣지 못했던 제도였다. 이러한 산정특례 제도는 국가에서 지원하는 것이라고 했다. 한수 씨는 6개월 이상 걸릴 수 있는 결핵 치료에 대한 부담감이 많이 줄어드는 것을 느꼈다.

"결핵 치료비는 무료라고요?"

어서 오세요, 결핵 상담소입니다

결핵 치료를 시작하는 환자와 보호자들을 만났을 때 대부분 결핵 치료비가 무료인 것은 처음 듣는 이야기라고 했다.

"그런데 저도 산정 특례에 해당하는 것이 맞나요?"

산정특례 제도에 관해 설명하며 결핵 치료비는 무료라고 하면, 본인이 해당하는 것이 맞는지 재차 확인하기도 했다.

결핵 산정특례 제도

중증질환 산정특례 제도는 국민건강보험법에 따라 국가에서 진료비 부담이 높고 장기간 치료가 요구되는 중증질환에 대하여 건강보험 본인부담률을 낮춰 주는 제도이다. 중증질환이나 희귀, 중증 난치질환자를 주 대상으로 하여 의료취약계층의 부담을 완화하고자 시행하는 제도이다.

건강보험 본인부담률이 경감된다는 것은 어떤 의미일까? 보통 본인부담금이 일반 진료 시 20~60%까지 적용하는 반면, 산정특례가 적용되면 본인부담금이 0~10%로 줄어든다는 것이다.

결핵도 바로 이 산정특례제도에 해당한다. 처음에는 결핵의 종류에 따른 제한이 있었지만, 전체 결핵 환자로 산정특례 적용 대상이 늘었다. 즉, 결핵으로 진단받은 모든 환자가 산정특례 적용을 받을 수 있다. 특히, 본인부담금이 면제되어 치료비가 무료라고 표현한 것이다. 활동성 결핵뿐 아니라 잠복결핵도 산정특례 제도에 해당하여 무료로 검사와 치료를 받는다.

여기서 치료비는 외래 및 입원 치료 시 약제비, 검사비, 진료비 등을 포함하며 급여 항목만 해당한다. 그래서 산정특례 적용을 받은 후에는 치료 종료 시까지 대부분 환자가 무료로 치료받는다.

예외 사항이 있는데, 결핵약 종류 중 본인부담금을 지불해야 하는 약도 있다. 치료 경과를 보면서 약제를 바꿔야 하는 때도 있다. 하지만 일반적으로 적용하는 4가지 표준 약제는 무료 적용된다. 또 간혹 치료 내역 중 비급여 항목이 있다면 산정 특례 대상에 해당하지 않는다.

관련 법령

본인일부부담금 산정특례에 관한 기준 제5조의2(결핵질환자 및
잠복결핵감염자의 산정특례 대상)

: 제19조제1항 별표2 제3호 가목3)에 의한 요양급여(당일 발행한
  처방전으로 약국 또는 한국희귀 · 필수의약품센터인 요양기관
  에서 의약품을 조제받는 경우도 포함)로 외래 또는 입원진료(질
  병군 입원진료 및 고가의료장비 사용의 경우를 포함한다)시 본
  인부담의 제외 대상은 별표5와 같다.

* 별표 5. 시행령 별표2 제3호 가목 3)에 따른 결핵질환의 적용
  범위

  가. 대상: 결핵예방법 시행규칙 제3조에 따라 신고한 결핵질환자
      중 결핵 치료가 진행 중인 자가 항결핵제 내성(U84.3) 및 결
      핵 (A15~A19)상병으로 확진받아 공단에 산정특례로 등록
      한 자

  나. 적용기간: 산정특례 적용시작일부터 결핵예방법 시행규칙
      제3조 및 별지서식의 치료결과보고에 따른 산정특례 종료일
      까지

산정특례는 어떤 경우 신청할까?

결핵으로 확진되면 병원에서 산정특례 신청이 가능하다. 의사가 결핵으로 최종 진단 후, 산정특례 신청이 필요하다고 판단하면 신청을 진행한다. 병원 진료 날, 산정특례가 가능한지 등 궁금한 점을 물어보면 된다.

다만, 결핵으로 진단되기 전에는 산정특례 혜택을 받을 수 없다. 결핵이 의심되어 검사를 몇 번 받았지만, 아직 결핵 진단 전이라면 산정특례 적용이 안 된다. 또, 환자가 병원을 옮겼다면 병원마다 산정특례를 다시 신청해야 한다. 하지만 이런 서류 작성 관련해서는 의료진과 원무과에서 도움을 주기 때문에 상담을 받으면 어렵지 않은 부분이다.

결론적으로 결핵에 확진되면 누구나 무료로 치료를 받을 수 있다. 그런데 많은 환자와 보호자는 이런 제도 자체를 잘 모른다. 아직 제도가 많이 알려지지 않아 어렵게 느껴질 수도 있다.

하지만 결핵 치료는 비교적 장기간 이루어진다. 무료로 치료를 할 수 있다면 부담이 많이 덜어질 것이다. 그래서 많은 사람이 이 제도에 대해 꼭 알았으면 한다.

4 ◆
어릴 때 일찍부터 예방하기

　5살 하진이는 아버지가 결핵 확진을 받은 후 얼마 지나지 않아 결핵 진단을 받았다. 그래서 아버지와 같은 병원에서 치료를 시작했다. 병원에서는 어린 환자들은 주위 어른으로부터 결핵이 전염되는 경우가 많다고 설명해 주었다. 외래진료 날마다 하진이 어머니는 직장에 휴가를 쓰고 하진이와 함께 병원을 찾았다. 부모님이 병원에 올 시간이 나지 않을 때 하진이는 할머니, 할아버지와 같이 병원에 갔다. 하진이가 약을 먹기 힘들어할 때도 있었지만 가족들의 노력으로 치료를 꾸준히 이어 갔고 하진이는 무사히 완치 판정을 받았다.

　이렇게 아이가 결핵 진단을 받으면 보통 혼자 병원에 오지 못하니 가족들이 진료 때 동행한다. 그래서 가족 단위로 간호하는 느낌이었다. 아이를 돌보는 가족들의 고충과 정성이 느껴졌다.

이러한 소아 결핵도 진단과 치료법은 성인과 비슷하다. 어릴 때부터 일찍 진단받고 치료하거나 예방접종을 한다면 예방의 효과가 크기 때문에 소아 결핵 관리가 중요하다.

우선 소아 결핵 예방을 위한 방법으로 비씨지(BCG) 접종이 있다. 일찍부터 미리 결핵을 예방하는 것이 좋기에 국가에서도 예방접종을 권한다. 보통 출생 후 4주 이내, 가능한 한 빨리 예방접종을 하도록 권고한다. 특히 우리나라는 영유아의 건강한 성장을 위해 국가 예방접종을 무료 지원하며, 여기에 BCG 예방접종을 포함한다.

소아 환자도 결핵 진단 시 객담 결핵균검사와 흉부 X선 촬영을 활용한다. 소아는 객담에 결핵균이 성인보다 적고 증상이 다른 질환과 비슷해 진단이 어려울 수 있다. 따라서 결핵균 감염 검사와 더불어 흉부 X선 검사 소견도 중요하다. 간

어서 오세요, 결핵 상담소입니다

혹 어린 환아는 객담을 뱉기 어려워할 수도 있다. 객담이 잘 나오지 않으면 강하게 기침하듯 뱉어 내야 하는데 아이에게 이것을 교육하기가 쉽지 않다. 이런 경우 코를 통해 위로 들어가는 비위관을 통해 위액을 흡인하거나 위세척액을 채취하는 방법을 사용할 수도 있다.

또한, 소아는 증상 확인과 여러 검사 진행 외에도 성인 결핵 환자와 접촉한 적이 있는지 접촉력을 확인한다. 소아는 어린이집이나 학교 선생님, 부모님, 가족 등 일상에서 만나는 성인 중 결핵 환자가 있어 전염되는 경우가 많기 때문이다.

소아 결핵 환자는 주위 어른들로부터 전염되는 경우가 많다. 그래서 소아 결핵 환자 중 접촉자 검진을 통해 확인되는 경우가 꽤 있다. 접촉자 검진은 국가에서 지원하는 결핵 환자 가족을 위한 제도이다. 이를 통해 아이들이 결핵 진단을 받거나 잠복결핵 양성 결과를 받을 때가 있다.

그래서 결핵 상담실에서는 처음 결핵으로 진단된 환자들에게 동거 가족원이 무료로 접촉자 검진을 받을 수 있다는 점을 알린다. 또한, 최대한 빨리 가족들이 검사받도록 안내

한다. 이러한 접촉자 검진은 근처 보건소에서 무료로 받을 수 있다. 보건소에서 하기 어려운 경우 담당자가 인근 병원을 추천해 줄 수 있다.

소아 결핵 치료 또한 6개월 이상 항결핵제를 복용해 치료하며, 용량은 성인보다 적게 적용한다. 환자마다 상황이 다르므로 주치의 처방을 따라야 한다. 소아 결핵은 보통 성인보다 잘 치료되며 약 부작용 또한 적은 것으로 알려져 있다.

병원에 아이를 데려오지 않고 가족원만 와서 대신 처방받아 가기를 원하는 경우도 꽤 있었다. 하지만 우리나라에서 법적으로 예외적인 경우를 제외하고는 본인이 직접 진료받아야 의사의 처방을 받을 수 있다. 또 환자를 직접 진료하고 결핵 검사를 진행해야 처방을 결정할 수 있는 때도 있으므로 아이 본인도 진료를 보러 함께 와야 한다.

+ TIP

아이가 약 먹기 힘들어한다면

사실 성인도 결핵약을 매일 먹는 과정을 힘들어할 때가 많다. 아이들이 약을 못 먹겠다고 버텨서 부모님이 상담 전화를 많이 했다. 부모님도 결핵약을 중단하면 안 된다는 것을 알고 있지만, 아이가 완강하게 버텨 약 먹이기를 포기하는 사례도 있었다. 이런 경우, 담당 의사의 설득을 거쳐 치료를 다시 처음부터 시작했다.

알약을 먹기 힘든 경우에는 약을 가루로 만들어 약간의 물에 녹여서 주스 등과 함께 먹여 볼 수 있다. 숟가락 맨 아래층에 아이가 좋아하는 과일 주스나 요구르트, 초콜릿 등을 깔고 으깬 결핵약을 올린다. 이후 그 위에 다른 음식을 올려 다 같이 먹여 보도록 한다. 원래는 공복에 복용하는 약이다. 하지만 치료 기간 빠짐없이 약을 먹는 것이 중요하기 때문에 약의 맛을 느끼지 못하도록 시도해 보는 것이다.

소아 결핵에서도 완치될 때까지 6개월 이상 약을 매일 먹는 것이 제일 중요하다. 다만 어릴수록 혼자 할 수 없는 부분이라 보호자의 도움이 필요하다. 처음에는 난감하고 어려움을 겪더라도 상담을 통해 여러 방법을 시도해 보면서 완치되는 것을 볼 수 있었다.
약을 먹기 싫어하는 아이와 여러 달 치료 여정을 함께 하기가 쉽지 않다는 것을 옆에서 지켜보면서 가족의 사랑을 느꼈다. 한 아이의 치료를 위해서는 부모님뿐 아니라 다른 가족도 병원에 같이 오거나 돌봐주는 것이 눈에 보였다. 소아 결핵은 치료 경과가 좋다는 것을 알리고, 아이에게도 약을 잘 먹으면 충분히 칭찬을 해 주도록 격려하며 나도 응원을 전해 보았다.

5 ◆
치료 기간이 단축된 약제내성결핵

결핵 치료 약에 내성이 있는 결핵을 약제내성결핵이라고 한다. 약제에 내성이 있으면 약의 효과가 없고, 감수성이면 약의 효과가 있다는 의미이다. 약제내성결핵에는 이소니아지드 단독내성결핵, 리팜핀 내성결핵, 다제내성 결핵, 광범위약제내성 전 단계 결핵, 광범위약제내성결핵이 있다.

✚ 이소니아지드 단독내성결핵
(Isoniazid-resistant tuberculosis, Hr-TB)

치료약 중에 이소니아지드에만 내성을 보이는 결핵을 말한다.

어서 오세요, 결핵 상담소입니다

✚ 리팜핀 내성결핵(Rifampicin-resistant tuberculosis, RR-TB)

리팜핀 약제에 내성을 보이는 결핵으로 이소니아지드에는 감수성이거나 감수성을 확인할 수 없는 결핵을 말한다.

✚ 다제내성 결핵(Multidrug-resistant tuberculosis, MDR-TB)

결핵 치료의 기본 약제인 이소니아지드와 리팜핀에 모두 내성을 보이는 결핵이다.

✚ 광범위약제내성 전 단계 결핵

(Pre-extensively drug-resistant tuberculosis, Pre-XDR-TB)

리팜핀 내성결핵 또는 다제내성결핵이면서 한 가지 이상의 퀴놀론계 약제에 내성을 보이는 결핵을 말한다.

✚ 광범위약제내성결핵

(Extensively drug-resistant tuberculosis, XDR-TB)

리팜핀 내성결핵 또는 다제내성결핵이면서 한 가지 이상의 퀴놀론계 약제에 내성이고, 그 외 A군 약제(베다퀼린(Bdq), 리네졸리드(Lzd)) 한 가지 이상에 내성을 보이는 결핵을 말한다.

이전의 약제내성결핵 치료 기간은 18~24개월로 길었다. 그러다 보니 부작용 상담 전화를 많이 받았다. 약물 복용을 중간에 중단하면 안 되는 것을 알고 있지만, 부작용이 힘들어 약을 중단하는 환자들이 꽤 있었다.

"속이 쓰려서 약은 안 먹었어요."

"약이 너무 많아서 어떤 날은 먹기도 하고 어떤 날은 건너뛰었어요. 약 먹고 더부룩해서 힘들어요."

이렇게 약을 매일 먹기 힘들다고 호소하는 전화가 많이 왔

어서 오세요, 결핵 상담소입니다

다. 환자 본인이 전화하기도 했고 보호자가 전화할 때도 있었다. 상담하면서 부작용을 그때그때 담당의에게 알려 대처하고 관련 교육을 진행했지만, 긴 치료 과정이 힘든 것은 이해되었다.

그런데 약제내성결핵 환자들에게 반가운 소식이 있다. 2024년 결핵 진료지침(5판)을 개정하면서 약제내성결핵의 표준 치료 기간이 6개월로 대폭 단축되었다. 2년 이상의 기간에서 6개월로 기간이 짧아진 것은 큰 변화이다. 개정된 결핵 진료지침은 세계보건기구(WHO)의 지침과 국내 연구 결과를 반영하여 신약을 사용한 단기 요법을 우선 선택하도록 한다. 신약의 개발과 활발한 연구의 성과로 결핵 치료법도 발전 중이다.

약제내성결핵은 어디에서 치료할까?

일반 의료기관에서는 다제내성결핵을 비롯한 약제내성결핵 치료가 어려울 수 있다. 우리나라에는 다제내성결핵 전문의료기관이 있다. 약제내성결핵 환자 치료를 전문으로 하는 곳이다. 특히 국립결핵병원에서는 다제내성결핵 환자 치료 지원과 의료진 교육, 결핵 연구 등을 활발하게 진행한다.

질병관리청 홈페이지에서는 전국의 다제내성결핵 전문의료기관 목록을 제공한다. 지도와 함께 주소와 연락처를 검색할 수 있다. 또 정부는 2024년부터 '결핵 환자 맞춤형 통합관리 사업'을 통해 다제내성결핵 환자 관리를 강화하였다. 특히 다제내성결핵 환자가 다제내성결핵 전문의료기관으로 전원하기 어려운 상황인 경우도 있다. 이럴 때는 보건소와 의료기관, 다제내성결핵 전문가 협의체 간 사례관리 회의와 약제구성 컨설팅을 통해 다제내성결핵 집중관리를 지원한다.

6 ◆
폐외결핵도 어렵지 않아요

　20대 초반 우석 씨는 폐외결핵 중 하나인 결핵성 임파선염을 진단받았다. 병원에 동행한 우석 씨의 부모님은 간호사에게 우석 씨가 결핵이 아닐 거라고 해명하듯 이야기했다. 피곤해서 임파선에 염증이 생긴 것 아니냐는 이야기를 반복했다. 결핵 진단에 대한 거부감이 든 것이다. 20대 환자는 아직 젊고 몸이 건강한 나이라고 생각해 가족들의 걱정이 더 컸다. 우석 씨 부모님은 약으로 치료할 수 있고, 폐외결핵은 전염성이 없어 바로 일상생활을 할 수 있다는 설명을 듣고야 안심하는 표정으로 바뀌었다. 우석 씨는 이후 교육받은 대로 꾸준히 약을 챙겨 먹으며 치료를 잘 마쳤다.

　폐에 생기는 폐결핵 발생률이 높아서 사람들은 '결핵'이라고 하면 주로 폐결핵을 떠올린다. 하지만 폐결핵만 있는 것은 아니다. 환자들을 만나 처음 설명할 때 하는 이야기는 결핵은 온몸의 여러 기관에 생길 수 있다는 것이다.

폐외결핵으로 진단을 받는 경우 정말 다양한 진단명을 볼 수 있다. 그래서 보통 호흡기내과에서 결핵 치료를 한다고 알려졌지만, 감염내과를 비롯해 종합병원의 다양한 과에서 결핵 환자를 치료한다.

"거기에도 결핵이 생기나요?"

폐외결핵으로 처음 진단된 환자를 만나 설명할 때면 많은 환자가 놀랐다. 일을 시작하고 직무교육을 들을 때, 결핵에 이렇게 다양한 진단명이 있구나 싶어 나도 놀라웠다. 폐에 생겨서 기침을 많이 하고, 몸이 약해지는 병. 옛날 어르신들이 말하는 '폐병' 이것이 결핵에 대한 흔한 이미지이다.

하지만 결핵은 심장염과 함께 생길 수도 있고 대장 내시경을 했다가 장결핵으로 진단되는 경우도 많다. 피부 결핵이나 척추, 신경계 쪽 결핵, 결핵성 뇌수막염, 안구 결핵 등 덜 흔

어서 오세요, 결핵 상담소입니다

하지만 우리 몸의 다양한 기관에서 발생할 수 있다. 목 등의
림프절에서 발생하기도 한다.

"폐외결핵이라 전염성이 없다면서 치료를 꼭 6개월 이상 해야 하
나요?"

이것도 많이 하는 질문이었다. 하지만 다른 사람에게 전염
되지 않는다는 것이지 치료하지 않으면 몸 안에서 결핵균이
자라며 병이 진행하는 것은 마찬가지이다.

폐가 아닌 다른 기관에 생긴 폐외결핵도 치료 방법은 다르
지 않다. 결핵약을 매일, 최소 6개월 이상 복용하면서 완치될
때까지 경과를 지켜보며 치료한다. 약을 매일 챙겨 먹기 쉽
지 않을 수 있지만, 빠뜨리지 않고 복용하는 것이 중요하다.
중간에 약을 임의로 중단하면 결핵균이 약에 내성이 생겨 치
료가 더 어려워지므로 폐결핵과 마찬가지로 꾸준히 매일 약
을 복용해야 한다.

환자와 보호자가 같이 사는 경우, 가족들이 매일 약 먹는
일정을 챙겨주면 좋다. 달력에 표시하거나 약통을 요일별로

준비해서 복용하는 분도 보았다. 요일별 약 상자도 유용할 것이다.

치료 과정에서 결핵 상담실이 있는 병원에 다닌다면 결핵 관리 전담 간호사와 중간중간 대면 및 전화 통화로 상담과 교육을 진행한다. 담당 지역 보건소의 결핵실에도 담당자가 있어 환자와 전화 상담을 중간중간 진행한다. 폐결핵이든 폐외결핵이든 꾸준히 약을 먹으면 완치가 가능한 경우가 대부분이다.

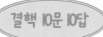
결핵 10문 10답

3) 결핵약 부작용이 힘들면 잠시 중단해도 되나요?

답변: 결핵약을 복용하며 간독성으로 부작용이 발생할 수 있습니다. 부작용이 발생해 힘들더라도 임의로 판단해 약을 바로 중단하면 안 됩니다. 결핵관리전담간호사(담당 간호사)와 담당 의사에게 현재 약 부작용을 겪고 있다는 것을 알리고 상담한 후 그에 따라 대처해야 합니다.

담당 의사가 약을 중단하자고 한 경우에만 중단하도록 합니다. 이외에는 약 복용 시간대를 변경하거나 약의 용량, 혹은 약의 종류를 변경하는 등의 방법이 있습니다. 약을 임의로 중단했다가 복용하기를 반복하면 결핵균이 약에 내성이 생길 수 있습니다. 이러한 약제내성 결핵은 치료가 어려울 수 있기 때문에 조심해야 합니다.

4) 결핵 치료가 끝나면 결핵에 다시는 안 걸리나요?

답변: 그렇지는 않습니다. 드물지만 다시 결핵이 재발할 수 있습니다. 결핵 치료가 끝난 후에 결핵균이 조금이라도 몸 안

에 남아 있을 수 있기 때문입니다. 즉, 잠복결핵 상태로 머물 수 있는 것입니다. 이후 살면서 면역력이 약해지는 경우 결핵이 재발할 수 있습니다. 따라서 결핵 치료가 다 끝난 후에도 혹시 의심되는 증상이 다시 나타나는지 확인해야 합니다. 의심 가는 증상이 있다면 의료기관이나 보건소를 찾아 검사하도록 합니다. 결핵이 재발했을 때도 6개월 이상 치료를 진행하면 다시 완치할 수 있습니다.

5) BCG 예방접종을 하면 결핵에 안 걸리나요?

답변: 완벽이란 없기에 BCG 예방접종을 했더라도 결핵에 걸릴 수 있습니다. 따라서 아이에게 결핵으로 의심되는 증상이 있다면 결핵 진단검사를 받고 필요시 치료해야 합니다. 그러나 BCG 예방접종은 심각한 형태의 결핵과 사망을 예방하는 데 효과적이라고 밝혀져 있습니다. 우리나라에서는 영유아 건강을 위해 BCG 접종이 권고되며, 세계보건기구를 비롯해 많은 국가에서 영유아에게 BCG 예방접종을 실시합니다.

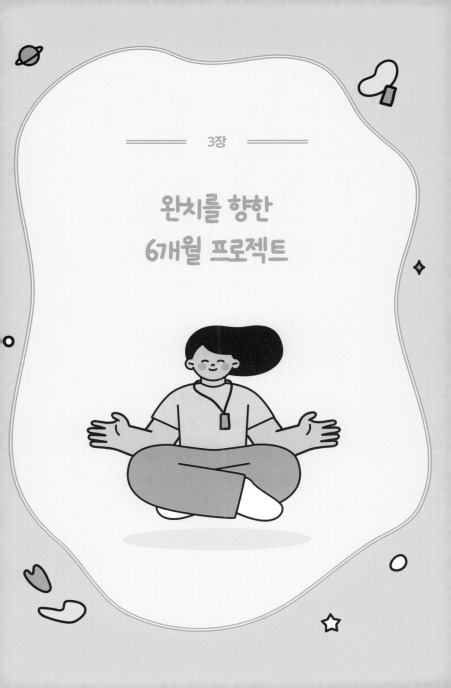

3장

완치를 향한
6개월 프로젝트

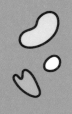

I◆
첫 2주간 '잠시 멈춤'

성호 씨는 결핵 진단을 받은 날 병원과 보건소에서 '업무종사 일시 제한'에 대한 설명을 들었다. 결핵 치료를 시작해 약을 2주간 복용하면 전염성이 많이 낮아지기 때문에 2주간 직장을 쉬도록 하는 것이라 했다. 성호 씨는 직장에 결핵 진단 사실을 알리고 2주간 병가를 냈다. 보건소에서도 회사에 연락해 상황 설명을 해 주니 도움이 되었다. 성호 씨는 간호사로부터 결핵 치료 초기 피로감을 느끼기도 하고 여러 부작용이 나타날 수 있다는 설명을 듣고 걱정되었다. 그런데 직장을 쉬고 치료에 전념하면서 걱정이 줄었다.

이러한 업무종사 및 등교 일시 제한은 결핵예방법에 근거한다. 결핵예방법에는 업무종사에 대한 일시 정지에 관한 내용이 주를 이룬다. 또, 사업주와 고용주도 이러한 업무종사 제한 조치에 따르도록 명시하였다.

결핵 환자에 대한 차별을 막기 위한 법도 포함한다. 사업주와 고용주가 비전염성 결핵 환자의 취업을 결핵이라는 이유로 막지 못하게 한다. 이는 그동안 결핵 환자들이 직장과 관련해 겪은 아픔이 있었기 때문이다.

직장에 결핵 진단 사실을 알리지 말아 달라고 하는 환자도 있었다. 폐외결핵이라 전염성이 없다고 설명했는데도 그러는 경우도 적지 않았다. 직장에 결핵 자체를 알리고 싶지 않아 했다. 실업률이 높고 재취업이 힘든 현재의 한국 사회 특징상 일자리를 잃을까 봐 직장에 안 좋은 인상을 주고 싶지 않을 것이다. 전염성 있는 결핵으로 진단받아 쉬어야 해도 여전히 직장 걱정을 하는 환자가 많았다.

실제로 직장에서 환자가 쉬어야 하는 상황을 이해해 주지 못할 때도 있었다. 필요시 오해를 풀고 법적 사항을 설명하기 위해 돕기도 했다. 보건소 담당자와 함께 직접 사업장 또는 학교에 전화해 환자가 쉴 수 있게 협조해야 하며 출근을 강요하면 안 된다는 점을 설명했다.

업무종사 일시 제한은 결핵의 지역사회 전파를 예방하고 환자 치료를 도우려는 차원에서 이루어진다. 일을 잠시 쉬어 감으로써 인구집단 수준의 건강에 이바지할 수 있다. 단, 말 그대로 일시적인 제한을 하는 것이다. 결핵 환자가 치료 기간 계속 직장 등 일상생활을 하면 안 된다는 것은 없어져야 할 오해이다.

결핵예방법

제13조(업무종사의 일시 제한) (1) 특별자치시장·특별자치도지사 또는 시장·군수·구청장은 전염성결핵 환자에 대하여 접객업이나 그 밖에 사람들과 접촉이 많은 업무에 종사하거나 제19조 제1항 제2호에 따른 집단생활시설에서 수행하는 업무에 종사하는 것을 보건복지부령으로 정하는 바에 따라 전염성 소실(消失)의 판정을 받을 때까지 정지하거나 금지하도록 명하여야 한다. <개정 2014. 1. 28., 2019. 12. 3.>

(2) 제1항에 따라 업무종사 정지 또는 금지 명령을 받은 환자는 전염성 소실 판정을 받을 때까지 업무에 종사할 수 없다. <신설 2016. 2. 3.>

(3) 제1항에 따라 업무종사 정지 또는 금지 명령을 받은 환자의 사업주 또는 고용주는 해당 환자가 전염성 소실 판정을 받을 때까지 업무 종사를 금지하여야 한다. <신설 2016. 2. 3.>

(4) 사업주 또는 고용주는 비전염성결핵 환자에 대하여 결핵 환자라는 이유만으로 취업을 거부할 수 없다. <개정 2016. 2. 3.>

(5) 제1항에 따라 취업이 정지되거나 금지되는 업무에 대하여는 보건복지부령으로 정한다. <개정 2016. 2. 3.>

어서 오세요, 결핵 상담소입니다

2 ◆
학생도 치료에 전념해요

중학교에 다니는 아린이는 학교에서 하는 건강검진을 통해 결핵을 진단받았다. 원래 다니던 동네 소아청소년과에서 그냥 감기가 아닌 것 같다며 큰 병원에 가 보라고 했다. 동네 병원에서 결핵약을 처방해 주는 곳도 있지만 보통 많은 곳에서 더 큰 병원에 가 보길 권한다. 그러다 보니 부모님은 아린이의 건강을 걱정해서 큰 병원으로 온 것이다.

그런데 사실 아린이 가족에게는 더 큰 걱정이 있었다. 학교에 결핵이라는 진단명이 알려지는 것이다. 나는 병원에 온 아린이와 부모님을 만나 준비해 간 교육자료와 함께 설명했다. 아린이도 그렇고 부모님도 교육 내용은 충분히 이해했다고 했다. 그런데도 걱정 어린 표정은 큰 변화가 없었다. 검사나 치료에 대해 이해한다고 해서 걱정이 없어지는 것은 아니다. '학교에 혹시나 피해를 준 것 아닐까'라는 걱정과 아이들이 아린이를 이상하게 볼까 걱정하는 것이다. 다행히 이런 걱정은 충분히 상담하고, 보건소에서도 아린이 부모님에게 연락을 해 주면서 조금씩 해소되었다.

결핵관리전담간호사가 보건소에 신고하면 보건소에서도 학교에 알려 조처한다. 보건소 담당자도 아린이 부모님에게 연락해 검사와 치료의 중요성을 설명했다. 또, 결핵은 법정 감염병으로, 환자와 지역사회의 건강 관리를 위해 여러 절차가 있는 것임을 안내했다. 병원에서도 교육과 설명을 진행하지만, 보건소라는 공공기관에서 한 번 더 설명해 주는 것이 환자들에게 도움이 많이 되었다.

아린이만 특이한 절차를 밟는 것이 아니라 우리나라에 국가 차원의 결핵 환자 관리체계가 있다는 것을 알게 된 것이다. 나는 학생 중 결핵 환자가 발생하면 학교에서도 협조해야 함을 안내했다. 또한, 병원과 보건소 간에도 결핵 환자 관리를 위해 협력한다고 설명했다. 사실 감염병 특성상 아린이도 누군가로부터 전염되었을 수 있다는 설명도 덧붙였다. 그

제야 아린이 부모님은 여러 기관에 피해를 주는 것 아닌가 하는 걱정을 거두었다.

이렇듯 업무 종사 및 등교 일시 제한은 취지가 좋지만, 환자가 사회생활에 대해 염려할 수 있다. 따라서 폐결핵 진단을 받은 환자와 초기에 상담할 때, 이런 부분을 고려해 감정을 표현하도록 하고 궁금한 점이 있는지 물어본 뒤 충분히 설명하는 것이 중요하다.

3 ◆
격리 후 직장이나 학교로 복귀하려면

결핵균에 감염되어도 모두 결핵 환자인 것은 아니다. 결핵균 감염 후 많은 이가 평생 잠복결핵 감염 상태로 지내며 일부에서 활동성 결핵이 발병하는 것이다.

하지만 결핵으로 진단받아도 걱정할 필요는 없다. 전염성 있는 폐결핵도 2주 이상 약을 매일 꾸준히 먹으면 전염력이 대폭 낮아져 일상생활이 가능하다. 따라서 특별한 사유가 없다면 2주간 약을 잘 먹으면서 집에서 가족들 간 감염을 조심하면 된다. 환자가 마스크를 착용하고, 기침할 때는 옷으로 가리며, 환기를 잘하는 등 유의 사항을 지키며 자가격리 기간을 지내야 한다. 이렇게 조심하며 지내면 동거 가족이 감염되지 않는 경우가 많다.

또 전염력 있는 결핵 환자 중 일상생활 능력이 저하되거나

어서 오세요, 결핵 상담소입니다

취약계층 등 집에서 치료하기 어려우면, 입원 명령제도를 통해 국가로부터 진료비를 지원받으며 입원 치료를 할 수 있다. 한편, 앞서 이야기했듯 전염성이 없는 폐외결핵은 격리할 필요는 없다.

결론적으로 활동성 결핵 진단을 받고 치료한다고 해서 사람들과 만나면 안 된다는 것은 오해다. 2주 동안 조심하며 약을 잘 먹으면 다시 일상으로 돌아갈 수 있다. 그 후 일상생활을 하면서 6개월 이상 약을 매일 잘 먹으면 완치될 수 있다.

결핵예방법 시행규칙 중 전염성 소실 판정절차에 관련된 내용을 보면, 전염성 소실 여부는 객담검사 결과에 따라 의사가 판정한다. 국가 지침상에는 2주 이상 약을 먹으며 치료하고 증상이 호전해야 하는 등 몇 가지 조건도 만족해야 한다.

즉, 대부분 아래 조건을 모두 만족하면 전염성 소실을 인정해 격리 및 업무종사 일시 제한 해제가 가능하다.

1) 2주간 약을 잘 먹어야 한다. 2주간 약을 먹으면 결핵 전염성이 많이 줄어들기 때문이다.

2) 격리가 끝나가는 시점이 다가오면 객담검사를 해서 도말 음성 결과를 얻어 전염성 소실을 확인한다. 객담검사 결과가 음전되었다고 표현한다.

3) 전반적 판단은 의사가 하므로 담당 의사가 증상이 호전되었음을 평가한다.

참고

결핵예방법 시행규칙 제6조(전염성 소실의 판정절차) 법 제13조 제1항 및 제14조 제1항에 따른 전염성 소실(消失) 여부는 객담검사의 결과에 따라 의사가 판정한다. <개정 2014. 7. 29.>
[제목개정 2014. 7. 29.]

어서 오세요, 결핵 상담소입니다

격리 기간 잘 보내기

격리와 해제에 대한 절차가 처음에는 조금 복잡하게 보일 수도 있다. 하지만 최소 2주간 결핵약을 잘 먹으면 전염성이 많이 사라지기 때문에 2주가 지나면 대부분 격리를 해지한다고 생각하면 된다. 첫 2주 동안 치료 기간을 조심하며 보내고, 그 후 6개월 이상 약을 꾸준히 먹으면서 치료를 마무리하는 것이다.

자가격리 기간에 동거 가족이 걱정되면, 환자가 마스크를 착용하고 지내고, 창문을 열어 집 안 환기를 잘하는 등 조심하며 지내면 된다. 또 사람이 많은 곳을 가는 것은 피해야 한다. 결핵은 환자와 같은 물건을 사용하거나 음식을 같이 먹는 등 접촉이 있었다고 해서 무조건 전염되는 것은 아니다. 결핵은 기침 등을 통해 침방울로 감염된다. 따라서 환자와 같은 공간에서 대화하면 안 된다거나 아예 접촉하면 안 된다는 것은 오해다.

결핵 상담실이 있는 병원에서 치료하면 결핵관리전담간호사와 충분히 상담하고 교육받을 수 있다. 혹시 병원에 결핵 상담실이 없다면 병원 외에도 집 근처 보건소를 활용할 수 있다. 보건소의 결핵 사업 담당자와 전화 상담을 할 수 있으니 도움을 꼭 받으면 좋겠다. 결핵은 국가에서 관리하는 질환이라 환자마다 담당 보건소를 지정하며, 보건소에서도 함께 관리하기 때문이다.

"결핵 진단 초기, 격리해야 하더라도 너무 걱정하지 말고 치료와 편히 휴식하는 데에 집중하시면 좋겠습니다."

4 ◆
격리가 필요 없는 폐외결핵

가희 씨는 건강검진을 했다가 장결핵을 진단받았다. 담당 의사와 간호사에게 폐외결핵은 전염성이 없다는 설명을 들었지만, 여전히 걱정되었다. 그래서 직장에 몇 주간 휴가 신청을 했다. 담당 간호사는 잘 쉬면서 치료에 임하면 도움 되겠지만 전염성이 없기에 굳이 직장을 쉬며 격리할 필요는 없다고 알려 주었다. 가희 씨는 오해를 풀고 휴가를 취소하였다. 그 후 지속해서 치료하며 무리 없이 직장 생활을 계속할 수 있었다.

폐가 아닌 곳에 생긴 결핵을 폐외결핵이라고 분류한다. 일반적으로 폐외결핵은 전염성이 없다. 그러므로 폐외결핵으로 진단받으면 폐결핵과 달리 치료 초기에 전염성을 조심하기 위해 격리할 필요는 없다. 다른 사람들에게 전염되지 않기 때문이다. 이 부분은 환자들도 그렇고, 간혹 결핵 치료를 많이 하지 않는 과에서는 의료진도 헷갈릴 수 있는 사항이다.

다만, 폐외결핵과 폐결핵을 동시에 진단받을 수도 있으므로 진단 초기에는 조심하도록 한다. 폐외결핵과 폐결핵이 함께 있다면 폐결핵 환자에 준해 자가격리를 하며 전염성을 조심하는 것이 좋기 때문이다.

폐외결핵은 발병 부위도 다양한 만큼 사례가 다양하다. 관련 검사도 진행하겠지만 최근 있었던 증상을 의료진에게 자세히 알릴수록 좋다. 무엇보다 의료진을 믿고 완치될 때까지 치료 과정을 끝까지 함께하는 것이 중요하다.

어서 오세요, 결핵 상담소입니다

5◆
치료 중 해도 되는 것과 안 되는 것들

정희 씨의 남편은 며칠 전 결핵 치료를 시작했다. 정희 씨는 남편이 치료하는 동안 몸이 약해지지 않도록 잘 챙겨주기로 했다. 그래서 홍삼과 한약을 알아보고 다녔다. 맛있는 반찬도 많이 해 주려고 식단을 짜 봤다. 그러던 중 처음 진단받은 날 결핵 상담실에서 간호사가 해 준 교육 내용이 떠올랐다. 간 수치가 상승할 수 있으니 일부러 보양식이나 한약을 찾지는 말고 조심하라는 말을 들었다. 정희 씨는 결핵 상담실에 전화해서 치료 중에 먹어도 되는 것과 먹으면 안 좋은 음식에 관해 다시 설명을 들었다.

정희 씨의 사례처럼 환자의 몸에 좋은 음식을 챙겨주려고 노력하는 가족이 많다. 어떤 음식을 먹어도 되는지 궁금해 하는 경우도 많았다. 결핵 치료를 할 때 식단은 따로 제한이 없다. 입맛이 떨어지는 환자도 많기에 잘 먹는 것은 좋은 일이다. 영양가 있는 음식을 골고루 섭취하며 지내면 좋다. 규칙적 식사로 면역력을 향상하면 치료에 도움이 되기 때문이다.

다만, 결핵약을 먹으며 간 수치가 상승할 수 있어서 보조식품을 조심하라는 교육을 한 것이다. 환자들이 시중에 몸에 좋다고 알려진 음식이나 건강보조식품을 찾다가 오히려 간에 부담을 주는 일이 종종 있다. 시중에 파는 한약이나 농축액 중에는 성분을 알기 어렵고, 간에 오히려 부담을 주는 경우가 있기 때문에 조심해야 한다.

또한, 음주와 흡연은 환자의 면역력을 낮추어 치료에 방해가 되므로 반드시 피해야 한다. 그래서 치료하는 동안 환자가 금주와 금연을 하도록 교육하는 것이 중요하다. 금주와 금연이 쉽지는 않으므로 가족들이 협조해 주면 좋다. 보건소나 동네 병, 의원 금연 클리닉의 도움을 받는 것도 좋다.

어서 오세요, 결핵 상담소입니다

6 ✦
치료를 종료하며

　민수 씨는 지난 6개월간 결핵 치료에 열심히 참여했고 드디어 치료를 무사히 마쳤다. 6개월이라는 시간 동안 약을 꾸준히 먹는 것이 쉽지는 않았다. 하지만 알람을 맞춰두고 오전 같은 시간에 매일 먹으려고 노력했다. 초반에는 약 부작용도 있었다. 하지만 몇 달 지나며 치료에 잘 적응하였고, 별다른 어려움 없이 약을 복용할 수 있었다. 마지막으로 한 결핵균 검사에서도 음성이 나왔고 담당 의사 선생님도 완치 판정을 내렸다. 민수 씨는 마지막 진료를 마치고 뿌듯한 마음으로 병원을 나섰다.

　표준적으로 결핵 치료는 6개월에서 9개월간 진행한다. 상태에 따라 기간은 달라질 수 있지만, 결핵 완치를 위해서는

최소 6개월간 약을 꾸준히, 매일 복용하는 것이 가장 중요하
다. 이 기간이 짧지 않고 약을 꾸준히 복용하기 어려운 환경
에 있는 경우도 많다. 따라서 결핵 치료는 가족 등 주위 사람
과 국가 제도적 도움이 모두 필요한 일이다.

결핵 완치 판정은 가래 검사를 기준으로 한다. 2024년 국
가결핵관리지침에 따르면 치료 마지막 달 시행한 가래 배양
검사 결과가 음성이며, 그전에 한 번 이상 배양검사 음성이
었던 경우를 완치의 기준으로 본다.

사실 결핵은 치료를 마친 후에도 언제든 재발할 수 있다.
특히 결핵 치료를 마친 후 3~6개월 동안 재발하기 쉬우므로
주의 깊게 관찰해야 한다. 결핵으로 의심되는 증상이 있다면
무시하지 말고 다시 검사를 받아 봐야 한다. 만약 이때 활동
성 결핵으로 진단받으면 6개월 이상 치료를 받아야 하며 다
시 완치할 수 있다.

어서 오세요, 결핵 상담소입니다

6) 왜 '업무종사 일시제한' 기간이 2주인가요?

답변: 결핵 진단을 받고 결핵약을 복용한 후 2주 정도 지나면 전염력이 많이 사라집니다. 다른 사람들에게 결핵을 전염시킬 위험이 많이 낮아진다는 의미입니다. 그래서 치료를 처음 시작한 후 2주가 중요합니다. 이 기간 매일 꾸준히 약을 먹으며 전염력을 낮추도록 합니다. 또한 직장인이나 학생은 2주 동안 업무종사 일시 제한을 통해 자가격리를 하면서 조심하도록 하는 것입니다. 이 기간에는 치료에 전념하면서 환자도 약에 적응하고 휴식하며 지낼 수 있게 합니다. 그래서 업무종사 일시 제한의 기간이 최소 2주로 정해진 것입니다.

7) 2주 동안 약을 먹으면 치료를 끝내도 되나요?

답변: 물론 2주 동안 결핵약을 먹으며 치료하면 전염력이 많이 낮아지고 일상생활이 가능한 것은 사실입니다. 하지만 주의할 점은 2주 후에 치료가 완전히 끝나는 것이 아니라는 점입니다. 많은 환자가 헷갈릴 수 있는 부분입니다.

결핵 완치를 위해 결핵 치료는 총 6개월 이상 치료해야 합니다. 결핵균이 천천히 자라는 특성이 있으므로 완치를 위해 충분한 시간이 필요합니다. 최소 6개월이라는 기간이 필요하며, 사람마다 전체 기간은 다를 수 있습니다. 치료 중간중간 결핵균 검사와 X-ray 등 검사를 하며 치료 경과를 확인합니다.

8) 우리나라에 결핵 환자가 아직도 많나요?

답변: 한국은 오랫동안 OECD 국가 중 결핵 발생률이 1위로 높은 발생률을 보이는 국가입니다. 결핵으로 인한 사망률 또한 다른 나라보다 높습니다. 그만큼 결핵은 아직 우리 주위에 있습니다. 세계적으로도 결핵의 질병 부담이 높은 상황으로 결핵 퇴치(End TB)를 목표로 여러 국가에서 노력 중입니다. 한국 정부에서도 결핵 관리를 위해 여러 지원제도와 지원 사업을 운영하고 있습니다.

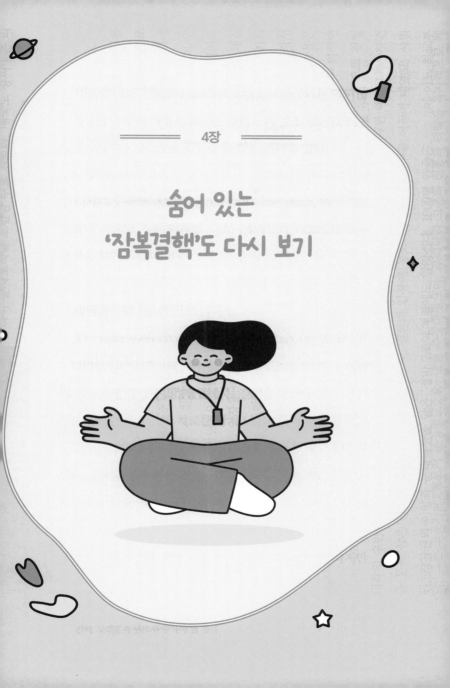

4장

숨어 있는
'잠복결핵'도 다시 보기

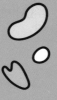

l ✦
활동성 결핵과는 달라요

    어린이집에 새로 취업한 민아 씨는 잠복결핵 감염 검사와 흉부 X선 검사를 받았다. 원장님에게 들으니, 어린이집에서 처음 일하는 사람은 법적으로 반드시 이러한 검사를 받아야 한다고 했다. 취약한 어린이가 있는 집단시설이라 결핵 관련 검사를 하는 것이다. 그런데 또 다른 궁금증이 생겼다.

    '그럼 잠복결핵과 결핵은 어떻게 다른 거지?'

    민아 씨는 그동안 결핵에 대해 별다른 생각을 해 본 적이 없어 궁금했다. 민아 씨는 검사하는 날 간호사를 만나 궁금한 것을 질문했다. 흉부 X선 검사는 활동성 결핵을 확인하는 것이고, 혈액검사로 잠복결핵 감염을 확인하는 것이라고 했다. 또 잠복결핵 감염은 아직 결핵이 발병한 것은 아니지만 몸에 결핵균이 들어왔다는 차이가 있다는 것을 배웠다.

실제로 그동안 만난 환자와 보호자는 잠복결핵과 활동성 결핵의 차이를 잘 모르는 경우가 많았다. 이름도 비슷해 대강 들었을 때는 비슷하다고 생각할 만하다. 하지만 잠복결핵에 대해 잘 알아야 결핵 예방을 할 수 있다.

잠복결핵 감염은 결핵균에 감염되었지만, 결핵균이 아직 활동하지 않아서 결핵이 발병하지 않은 상태를 말한다. 결핵균이 육아종 내에 생존해 있는 상태이지만 증상은 없는 상태이다. 따라서 아직 결핵 환자가 아니며, 전염성이나 관련 증상은 없다. 그러나 면역력이 떨어진 상태라면 활동성 결핵으로 이어질 수 있다.

잠복결핵 양성 결과가 나왔을 때는 잠복결핵 치료가 필요할 수 있다. 또한, 기침과 가래, 객혈 등 결핵 의심증상이 2주이상 지속한다면 결핵 진단검사를 받아야 한다.

어서 오세요. 결핵 상담소입니다

현재, 결핵예방법에 따라 의료기관, 어린이집, 유치원, 학교 등 집단시설에 신규 채용되거나 6개월 이상 공백 기간이 있었던 직원은 1개월 내로 결핵 검진 및 잠복결핵 감염 검진을 시행해야 한다. 의료기관에 근무하는 경우 감염성 질환이 있는 환자와의 접촉 가능성이 커 가족과 지역사회로 옮길 수 있기 때문이다. 또한, 어린이집, 유치원, 학교, 산후조리원 등 집단시설도 마찬가지다.

참고

- 결핵예방법 시행규칙 제4조 제1항 및 제2항
2022년 7월 개정된 결핵예방법 시행규칙에 따르면, 의료기관, 어린이집, 유치원, 학교 등에 신규 채용되었거나 6개월 이상 공백이 발생한 경우 1개월 이내에 결핵검진(흉부 X선) 및 잠복결핵감염 검진을 실시해야 한다.
또 결핵검진은 매년 실시해야 하며 잠복결핵감염 검진은 기관이나 학교에 소속된 기간 중 1회 실시해야 한다. 다만, 모자보건법 시행령에 따라 산후조리원 등 기관으로 소속이 변경되거나 신규 종사를 하는 경우에는 잠복결핵감염검진을 다시 실시해야 한다.

2 ✦
잠복결핵, 검사로 확인하기

잠복결핵은 아직 결핵 발병을 하지 않은 상태로 전염성은 없다. 잠복결핵 환자의 5~10% 정도만 잠복결핵이 결핵으로 발전할 가능성이 있다. 또한, 면역력이 낮은 환자 등 고위험군은 잠복결핵 감염 치료를 한다. 잠복결핵 치료를 하면 활동성 결핵 발생률을 83%나 낮출 수 있어 효과가 좋다.

잠복결핵은 투베르쿨린 피부반응검사(TST, Tuberculin Skin Test)와 인터페론 감마 분비 검사(IGRA, Interferon-Gamma Releasing Assay)를 통해 확인할 수 있다. TST 검사는 결핵균에서 분리한 투베르쿨린(PPD)을 팔에 주사하고 48~72시간 후 부풀어 오르는 경결 크기를 측정해 결핵균 감염을 확인하는 방법이다. IGRA 검사는 보건소 등에서 많이

어서 오세요, 결핵 상담소입니다

시행하는 혈액검사이다. 혈액을 채취해 결핵균 특이항원으로 자극해서 기억 T세포에 의한 인터페론 감마 분비를 측정하는 검사이다.

현재, 결핵 환자의 가족들은 전염 위험성이 있으므로 국가에서 결핵 검사 비용을 지원한다. 흉부 X선 검사를 통한 활동성 결핵 검사뿐 아니라 잠복결핵 검사도 돕는다.

그런데 이렇게 가족이 검사할 때 결핵 환자들이 궁금증이 생겨 질문하는 경우가 있다.

"혈액검사만 해도 결핵인지 알 수 있나요? 그러면 결핵 진단을 할 때 엑스레이나 CT 검사는 왜 필요한 건가요?"

여기서 환자가 질문한 혈액검사는 결핵검사가 아니라 잠복결핵 감염을 확인하기 위한 IGRA 검사이다. 이 환자는 잠복결핵 검사와 결핵 검사를 헷갈린 것이다. 잠복결핵과 활동성 결핵을 구분하지 못해 생긴 오해와 검사방법에 대한 궁금증이 합쳐져 나온 반응이다. 그러다 보니 환자들을 만났을 때 잠복결핵과 활동성 결핵의 차이를 자주 설명했다.

잠복결핵은 직장 검진에도 포함되어 많은 이에게 익숙한 단어이다. 그런데 잠복결핵 양성 결과를 받고 정보가 부족해 환자들이 근거 없는 두려움을 갖거나 걱정을 하는 경우가 많았다. 한 번 더 강조하고 싶은 것이 있다. 잠복결핵 양성이어도 다른 사람들에게 전염된다거나 직장을 휴직해야 하는 것이 아니라는 점이다. 아직 결핵이 확진된 것이 아니기 때문이다. 또한, 잠복결핵이 활동성 결핵으로 발병할 위험이 큰 경우에는 치료도 가능하다. 따라서 미리 검사로 찾아내는 것이 중요하다.

3 ✦
예방을 위한 잠복결핵 치료

진아 씨는 매년 직장에서 시행하는 건강검진에 참여했다. 그동안은 건강을 확인하는 정도로 생각했다. 그런데 올해는 새로운 결과를 받았다. 바로 잠복결핵 양성 결과이다. 매년 검진을 하기 때문에 잠복결핵은 많이 들어보았지만, 막상 결과가 양성이면 어떻게 할지 알 수 없었다. 결핵에 걸렸다는 것인지, 치료가 필요한 것인지도 헷갈렸다. 진아 씨는 인터넷에 검색을 해 보다가 질병관리청 홈페이지를 찾았다. 집과 가까운 몇몇 병원의 결핵 상담실 전화번호를 알게 된 민아 씨는 병원 한 군데에 전화를 걸어 상담을 받았다.

이렇게 진아 씨처럼 매년 실시하는 직장 건강검진으로 잠복결핵 검사를 했다며 전화하는 환자들이 있었다. 그리고 잠복결핵 치료에 대해 의문을 가지거나 걱정하는 환자를 많이 보았다. 잠복결핵에 대한 설명을 들어도 궁금증이 많은 듯했다. 아직 결핵으로 확진된 것이 아닌데 왜 치료해야 하냐는 질문이 가장 많았다.

　모든 사람이 잠복결핵 치료를 하는 것은 아니다. 일부 치료가 필요한 고위험군에서 주로 예방적으로 잠복결핵 치료를 한다. 미리 잠복결핵 치료를 한다면 나중에 활동성 결핵으로 발전하는 것을 예방하는 효과가 크기 때문에 치료의 장점이 있다. 약의 용법은 사람마다 잘 맞는 약이 다를 수 있어 다르게 적용한다. 주로 진료를 받으며 조정할 수 있다. 또, 어린 소아 환자는 치료 시 알약을 먹기 어려운 경우 시럽 형태의 물약으로 치료할 수도 있다.

잠복결핵 치료법

　잠복결핵 치료법은 활동성 결핵과 비슷하다. 약물치료를 여러 달 진행하는 것이다. 다만 약의 종류는 비슷하지만, 가짓수가 더 적다. 이소니아지드(아이나)를 단독으로 9개월 복

용하는 용법, 리팜핀을 단독으로 4개월 복용하는 용법, 이소
니아지드와 리팜핀을 함께 3개월 복용하는 용법이 있다.

또한, 잠복결핵도 활동성 결핵처럼 산정특례 제도가 적용
되기에 국가에서 치료비용 중 본인부담금을 지원한다.

참고

잠복결핵 산정특례 제도

✚ 지원 대상: 잠복결핵감염 Z22.7상병*으로 확진 받아 공단에 산
  정특례로 등록한 사람
  * 잠복결핵감염 검사(투베르쿨린피부반응검사 또는 인터페론
  감마검사) 결과 양성이면서 활동성 결핵(흉부 X선 검사 등)이
  아닌 경우
  단, 결핵발병 고위험 성인 및 전염성 결핵 환자의 접촉자는 잠
  복결핵감염 검사 양성여부와 관계없이 예외 적용되어 지원됨

✚ 지원 범위: 잠복결핵감염 치료 및 잠복결핵감염 치료와 인과관
  계가 명확한 부작용 치료비용

→ 외래 · 입원 시 환자의 요양급여 본인일부부담금 면제

→ (예외) 비급여, 예비(선별)급여, 건강보험 100분의 100 본인금, 상급병실료(2~3인실) 등, 잠복결핵감염 진단에 소요되는 IGRA/TST 검사, 활동성 결핵 배제를 위한 영상검사 비용

✚ 적용 기간: 1년, 필요시 6개월 연장

* 진료담당 의사의 의학적 판단 하에 연장가능하며 치료 종료 시점으로부터 1개월 이내 연장 신청해야 함

국내에서 잠복결핵은 주로 직장이나 학교에서 검진하면서 발견된다. 그래서 많은 사람에게 잠복결핵이라는 이름은 친숙할 것이다. 하지만 막상 잠복결핵에 대하여 정확히 알지 못하는 경우가 많다. 잠복결핵에 대한 오해가 적어지고, 무료로 치료가 가능한 점도 더 많이 알려져야 할 것이다. 무엇보다 빠른 예방이 중요하기 때문이다.

어서 오세요, 결핵 상담소입니다

4 ◆
환자 가족을 위한 접촉자 검진 제도

영순 씨는 같이 사는 아버지가 며칠 전 결핵으로 확진되었다. 아버지는 폐결핵이라 전염성이 있다고 했다. 영순 씨는 이러한 결과를 듣고 혼란스러웠다. 그런데 곧 병원 결핵 상담실과 보건소 결핵실에서 연락이 와 결핵 치료에 관해 설명해 주었다. 그리고 같이 사는 가족은 전염 위험성이 있어 국가에서 무료 검사를 지원한다고 했다. 최대한 빨리 보건소나 병원에 찾아오라고 했다. 영순 씨는 이번 주 중으로 남편과 아이들을 데리고 보건소를 찾을 예정이다.

결핵 환자의 가족 등 환자와 가까이서 지내는 이는 결핵균에 감염되었을 위험성이 크다. 말 그대로 결핵 환자와 접촉한 사람이다. 이에 정부는 결핵 진단 초기, 환자 가족과 동거인을 지원한다. 비급여 치료를 제외한 가족 접촉자 검진을 통해 무료로 검사를 받을 수 있도록 한다.

가족 접촉자 검진을 받기 위해서는 먼저 결핵 환자를 신고한 의료기관이나 보건소에서 검진 수첩을 발급받아야 한다. 가족 접촉자는 결핵 환자 신고일로부터 1개월 이내에 검사를 받아야 한다. 검진 수첩을 가지고 검진 참여 의료기관이나 보건소를 방문하면 결핵 및 잠복결핵 감염 검진을 받을 수 있다.

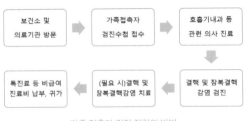

가족 접촉자 검진 절차와 방법

이러한 가족 접촉자 검진 대상자의 자세한 기준은 관할 보건소에 문의하는 것이 좋다. 모든 가족원이 가능한 것은 아니며, 하루 8시간 이상 결핵 환자와 같이 지낸 가족과 동거

어서 오세요, 결핵 상담소입니다

인이 무료검진 대상이다. 또한, 집단시설의 경우 보건소에서 역학조사를 시행할 수도 있다.

한 가지 오해는 누구로부터 전염이 시작했는지 찾기 위해 검사나 조사를 한다는 것이다. 하지만 결핵균에 감염되어도 바로 활동성 결핵으로 진단받는 것은 아니다. 길게는 수십 년까지 잠복결핵 감염 상태로 있다가 결핵으로 발병할 수도 있다. 따라서 어떤 사람이 감염원(infection source)인지 알기 어렵다.

검진 참여 의료기관 찾기

막상 접촉자 검진을 받으려고 하면 어느 병원을 가야 할지 막막할 수 있다. 국가에서 운영하는 '결핵 ZERO' 홈페이지의 '의료기관 검색'에서 접촉자 검진에 참여 중인 의료기관을 찾아볼 수 있다. 2023년 기준 전국 634개 의료기관이 가족 접촉자 검진에 참여 중이다. 결핵은 약제를 꾸준히 복용하면 완치가 가능한 경우가 대부분이다. 또, 앞서 이야기한 것처럼 잠복결핵 또한 빠른 발견을 통한 예방과 치료가 필요하다.

질병관리청의 2023 결핵 역학조사 결과에 따르면 2023년 가족 접촉자 검진 사업에 참여한 잠복결핵 검사자 중 감염률은 25.8%였고, 치료 완료율은 93.0%였다. 이러한 가족 접촉자 검진은 결핵 및 잠복결핵 감염을 조기에 확인하고 치료함으로써 결핵 확산을 방지하는 효과가 있어 중요하다.

어서 오세요, 결핵 상담소입니다

5 ◆
우리 아이 건강을 위한 소아 접촉자 검진

진수와 진아는 남매가 같이 병원을 찾았다. 어느 날, 두 남매가 다니는 어린이집 원장님이 결핵 진단을 받아 어린이집 원아들이 잠복결핵 검사를 받았다. 진수와 진아의 부모님은 집 근처 보건소에 연락했고, 아이들이 검사받아야 한다는 설명을 들었다. 소아는 보통 주위의 성인 결핵 환자로부터 전염되는 경우가 많아 접촉자 검진을 받는 것이 중요하다고 했다. 진수와 진아는 기존에 다니던 병원에서 검사 후 잠복결핵 감염 양성 결과가 나왔다. 담당 의사 판단하에 두 남매는 예방적으로 잠복결핵 치료를 시작했다.

소아의 결핵 접촉자 검사(결핵 피부반응검사 또는 인터페론감마분비 검사)는 총 2번 진행한다. 결핵 감염 검사에서 양성을 확인하려면 2~8주가 걸린다. 즉, 결핵균에 감염되더라도 8주까지는 음성을 보일 수 있다. 따라서 결핵균 감염 여부를 알려면 8주 이후 검사를 다시 시행해서 두 번째 검사도 음성인지 확인한다.

만약 첫 번째 검사에서 음성이지만 두 번째 검사에서 양성이면 최근 결핵균에 감염된 것을 의미한다. 결핵으로 의심되는 증상이 없고 흉부X선 검사, 진찰 결과 등을 통해 활동성 결핵이 아니라고 판단하면 잠복결핵 감염으로 진단 후 치료를 시작할 수 있다.

실제로 결핵으로 진단받은 지 별로 되지 않은 환자의 자녀들이 잠복결핵 치료를 받는 경우를 종종 볼 수 있었다. 가족이 아니라 어린이집이나 유치원, 학교에서 감염되기도 한다. 사실 아이가 스스로 약을 챙겨 먹기는 어렵다. 그래서 함께 내원하는 보호자를 대상으로 상담과 교육을 하는 것이 중요했다.

종종 학교 등에 불이익이 있을까 두려워 아이의 증상을 숨기거나 축소해 이야기하는 환자들도 있었다. 환자와 가족들의

어서 오세요, 결핵 상담소입니다

두려움으로 치료를 받는 시기가 늦어지는 안타까운 현실을 여기서도 볼 수 있었다. 잠복결핵이든 활동성 결핵이든 감염되더라도 누구의 잘못도 아니며 필요시 치료를 받으면 된다.

만약 검사 결과 결핵 환자의 가족 또한 활동성 결핵으로 확인될 경우, 앞에서 설명한 대로 국가의 지원을 받으며 결핵 치료를 하면 된다. 잠복결핵 감염일 경우에도 의사가 필요하다고 판단하면 산정특례 지원을 받으며 치료할 수 있다.

또한, 결핵 환자 접촉자 검진은 대상자에 해당하면 인근 보건소에서 대부분 무료로 검사를 받을 수 있다. 해당 보건소에서 검사나 치료를 받기 어려우면 가능한 근처 병원을 추천해 주기도 한다.

"가족 중 결핵 진단을 받은 분이 있다면 보건소나 인근 병원에서 접촉자 검진을 빠른 시일 내에 받아 보세요."

지금까지 살펴보았듯 결핵은 2주 정도 약을 복용하면 전염력이 낮아져 일상생활이 가능하다. 또한, 그 상태로 6개월 이상 꾸준히 약을 복용하면 완치가 가능한 질환이다. 결핵균이 몸속에 숨어 있는 잠복결핵도 검사를 통해 확인 가능하며, 고위험군의 경우 치료도 할 수 있다.

결핵에 대한 막연한 두려움과 불필요한 죄책감을 극복하는 것은 결핵을 바로 아는 것에서부터 시작할 수 있을 것이다. 잠복결핵 혹은 결핵 검사를 권하는 것은 감염이 누구로부터 시작되었는지 알기 위한 것이 아니다. 특히 잠복결핵 감염일 경우, 검사를 한다 해도 누가 감염원인지 알기 어렵다.

국가에서 검사하도록 권하는 이유는 크게 두 가지 차원이 있다. 우선 환자의 건강을 위해서다. 잠복결핵 및 활동성 결핵 감염을 확인하고 환자가 빠르게 치료를 시작할 수 있도록 하기 위한 것이다. 또한, 결핵이 지역사회로 전파하는 것을 예방해 국민 수준의 건강을 향상하고자 함이다. 결핵 퇴치를 위해서는 이렇듯 결핵에 대한 인식이 변할 필요가 있을 것이다. 또한, 결핵 퇴치라는 목표를 위해 국가 차원에서 이루어지는 지원이 지속적으로 확대되어야 한다.

어서 오세요, 결핵 상담소입니다

결핵 10문 10답

9) 잠복결핵은 전염성이 없는데도 치료해야 하나요?

답변: 잠복결핵 감염은 결핵균에 감염된 후 균이 육아종 내에 생존해 있는 상태로 검사를 통해 결핵균 감염을 확인할 수 있습니다. 하지만 결핵 관련 증상은 전혀 없으며 다른 사람에게 전염시키지 않는 상태입니다. 하지만 전염성 결핵 환자와 접촉한 적 있거나 집단시설 근무자와 의료진 등은 잠복결핵 감염 양성일 경우 잠복결핵 검사와 치료를 합니다. 아직은 잠복결핵 상태이지만 활동성 결핵으로 발전할 경우 주위로 결핵 전파 가능성이 크기 때문입니다.

또한 당뇨병, HIV/AIDS(후천성면역결핍증) 등 면역력을 약화하는 질환이 있는 경우에도 잠복 결핵 검사와 치료를 받도록 합니다. 잠복결핵 감염 치료비도 활동성 결핵과 같이 산정특례를 적용하여 본인부담금을 지원합니다.

10) 결핵을 예방하려면 어떻게 해야 하나요?

답변: 영유아를 대상으로 하는 BCG 예방접종을 통해 결핵을 예방할 수 있습니다. 또한, 선천적 면역력을 강화하는 방법도 예방법의 하나입니다. 좋지 않은 영양 상태와 과로, 심한 스트레스는 결핵에 대한 위험 요인이며, 흡연과 음주도 좋지 않습니다. 평상시 기침 예절을 지키고 위생을 지켜야 합니다. 기침 예절은 기침이나 재채기할 때 휴지나 팔뚝 안쪽 면으로 코와 입을 가리는 것입니다. 또, 가래가 나왔을 때는 휴지에 담아 휴지통에 버립니다. 평소 손 씻기를 열심히 하는 것도 필요합니다.

또한, 결핵 환자와 접촉했거나 의료기관, 집단시설 종사자 등은 결핵 및 잠복결핵 검사를 받아 보는 것이 좋습니다. 검사를 통해 결핵 진단이 가능하며 필요시 선제적으로 치료를 할 수 있습니다.

어서 오세요, 결핵 상담소입니다

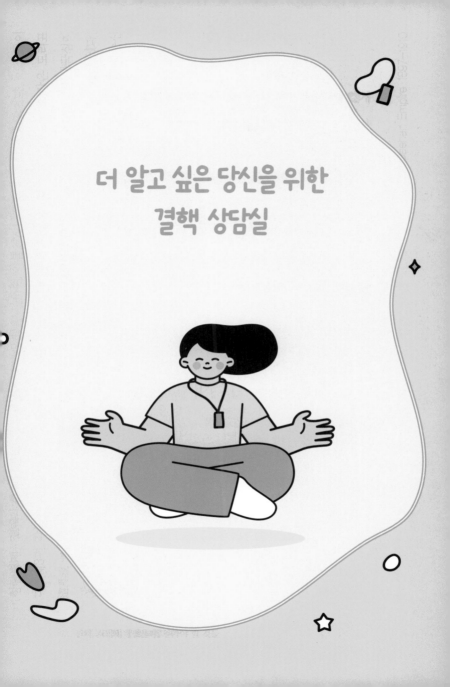

더 알고 싶은 당신을 위한
결핵 상담실

결핵관리전담간호사는 무슨 일을 하나요?

병원의 결핵 상담실에서 일하는 간호사를 결핵관리전담간호사라고 부른다. 결핵관리전담간호사는 질병관리청에서 채용해 전국 병원에 배치한다. 이러한 결핵관리전담간호사는 국가와 민간 병원이 협력해서 관리하는 제도이다.

질병관리청 결핵 ZERO 사이트에서 안내하는 결핵관리전담간호사의 역할은 다음과 같다.

✚ 결핵 환자 신고·보고
  - 결핵 환자 발생 · 사망 시 신고
  - 결핵 환자 치료 결과 보고

✚ 결핵 환자 관리

    – 결핵 환자 사례조사 및 취약성 평가 시행

    – 결핵 환자 복약 상담 및 관리, 부작용 관리

    – 전염성 결핵 환자 업무종사 일시 제한 안내

    – 결핵 환자 비순응 환자 파악 및 관할 보건소와 협조하여
      치료 유도

    – 입원 명령 환자 관리

    – 결핵 환자 진료 및 관리사항 기록
      (질병보건통합관리시스템)

    – 결핵 환자 추구 관리 및 퇴록 관리

✚ 결핵 환자의 가족 접촉자 조사 및 관리

    – 환자 가족 및 동거인을 파악하여 결핵 및 잠복결핵검진
      시행 및 치료결과 입력

    – 잠복결핵감염자 복약 및 부작용 관리

나는 연구원으로 일할 때 결핵 관련 국내외 통계치를 살펴본 적이 있다. 그 후로 결핵에 관심을 두면서 우리나라에 결

어서 오세요, 결핵 상담소입니다

핵관리전담간호사가 있다는 사실을 알았다. 결핵관리전담
간호사 제도가 도입된 후 우리나라 결핵 관리에 성과가 있었
다는 사실이 인상적이었다. 그래서 이후 병원 간호사로 다시
일을 시작할 때 결핵관리전담간호사에 도전했다.

결핵관리전담간호사는 이름처럼 결핵 관리만 담당하는 간
호사로 병원 결핵 상담실에 배치한다. 환자와 대면으로 만나
교육과 상담을 진행하며, 전화 상담도 자주 진행한다. 결핵
관리전담간호사 제도는 민간—공공 협력사업의 일환으로 만
들어졌다. 따라서 민간 병원뿐 아니라 공공기관인 보건소 및
질병관리청과의 연계·협력도 공식 업무 중 하나이다. 결핵
치료의 시작부터 끝까지 환자와 함께한다고 볼 수 있다.

다년간 일을 한다면 간호사로서 결핵 관리라는 전문성을
키워나갈 수 있다는 장점이 있다. 그런데 간호사 사이에서도
국가 결핵 사업을 통해 결핵관리전담간호사를 채용한다는
점은 잘 알려지지 않았다. 결핵관리전담간호사의 존재가 더
알려졌으면 한다. 그래서 이번 장에서는 결핵관리전담간호
사가 하는 일을 담아 보았다.

I◆
환자 신고, 결핵 관리의 시작

결핵은 법정 감염병이며 결핵 환자를 발견하면 의료진은 법적으로 24시간 내로 보건소에 신고해야 한다. 결핵 상담실이 있는 병원에서는 주로 결핵관리전담간호사가 새로운 환자 신고 역할을 담당한다. 병원의 결핵관리전담간호사는 환자의 관할 구역 보건소 결핵 상담실과 수시로 소통한다. 새로운 환자 신고가 이러한 결핵 관리의 첫 시작점인 셈이다.

2023년 결핵 환자 신고현황 연보 자료에 따르면, 새로운 결핵 환자의 99%가 민간의료기관을 통해, 1%가 공공기관을 통해 신고된다(질병관리청, 2024). 민간의료기관 중에서는 종합병원(92.2%)에서의 신고율이 가장 높았다. 즉, 우리나라에서는 종합병원 간호사들이 결핵 환자 신고 역할을 많이 하는 것이다.

신고 대상 및 법적 근거

결핵 신고 대상은 결핵에 부합하는 임상적 증상을 나타내면서 결핵균 감염이 확인된 결핵 환자와 결핵의사환자이다. 결핵의사환자는 결핵에 부합하는 증상 또는 방사선적, 조직학적 소견이 나타나지만, 검사기준에 맞는 결과가 없는 사람을 말한다.

간혹 환자들은 간호사가 신고 업무를 한다는 것을 알고 부정적인 반응을 보인다. 하지만 결핵 환자 신고를 두려워할 필요는 없다. 결핵 환자 신고는 국가 결핵 관리사업에 이바지함으로써 지역사회 전파를 차단하고 감염을 예방하기 위한 의미가 있다. 이를 통해 결핵 환자에 대한 적극적인 관리와 치료뿐 아니라 환자 가족 등의 접촉자 관리가 가능하다.

결핵 환자 신고는 결핵예방법 제8조, 감염병예방법 제11조, 제12조에 근거한 법적 의무 사항으로 24시간 이내에 이루어져야 한다. 병원에서는 주로 의사 혹은 결핵관리전담간호사가 보건소에 신규 환자를 신고한다.

참고

<**결핵예방법 제8조(의료기관 등의 신고의무)**>

① 의사 및 그 밖의 의료기관 종사자는 다음 각 호의 어느 하나에 해당하는 경우에는 지체 없이 소속된 의료기관의 장에게 보고하여야 한다. 다만, 의료기관에 소속되지 아니한 의사는 그 사실을 관할 보건소장에게 신고하여야 한다. <개정 2014. 1. 28.>

1. 결핵 환자 등을 진단 및 치료한 경우
2. 결핵 환자 등이 사망하였거나 그 사체를 검안(檢案)한 경우

② 제1항 본문에 따른 보고를 받은 의료기관의 장은 24시간 이내에 관할 보건소장에게 신고하여야 한다. <신설 2014. 1. 28., 2018. 3. 27.>

③ 의료기관에 소속되지 아니한 의사 또는 제2항에 따른 의료기관의 장은 제1항 제1호에 해당하여 신고한 결핵 환자등을 치료한 결과를 관할 보건소장에게 보고하여야 한다. <신설 2014. 1. 28.>

④ 제1항 단서 및 제2항에 따른 신고가 관할 구역 외의 환자에 관

어서 오세요, 결핵 상담소입니다

한 것일 때에는 신고를 받은 보건소장은 해당 관할 보건소장에게 지체 없이 이를 알려야 한다. <개정 2014. 1. 28.>

⑤ 제1항부터 제3항까지의 규정에 따른 신고 또는 보고의 방법 및 절차 등에 필요한 사항은 보건복지부령으로 정한다. 그 밖에 신고와 보고에 관한 사항은 「감염병의 예방 및 관리에 관한 법률」 제11조부터 제13조까지 및 제15조를 준용한다. 이 경우 "감염병환자등"은 "결핵 환자등"으로 본다. <신설 2014. 1. 28.>

<감염병예방법 제11조(의사 등의 신고)>

① 의사나 한의사는 다음 각 호의 어느 하나에 해당하는 사실(제16조 제5항에 따라 표본감시 대상이 되는 감염병으로 인한 경우는 제외한다)이 있으면 소속 의료기관의 장에게 보고하여야 하고, 해당 환자와 그 동거인에게 보건복지부장관이 정하는 감염 방지 방법 등을 지도하여야 한다. 다만, 의료기관에 소속되지 아니한 의사 또는 한의사는 그 사실을 관할 보건소장에게 신고하여야 한다. <개정 2010. 1. 18., 2015. 12. 29., 2018. 3. 27., 2020. 3. 4., 2020. 8. 11.>

1. 감염병환자 등을 진단하거나 그 사체를 검안(檢案)한 경우

2. 예방접종 후 이상반응자를 진단하거나 그 사체를 검안한 경우

3. 감염병환자등이 제1급감염병부터 제3급감염병까지에 해당하는 감염병으로 사망한 경우

4. 감염병환자로 의심되는 사람이 감염병병원체 검사를 거부하는 경우

② 제16조의2에 따른 감염병병원체 확인기관의 소속 직원은 실험실 검사 등을 통하여 보건복지부령으로 정하는 감염병환자등을 발견한 경우 그 사실을 그 기관의 장에게 보고하여야 한다. <개정 2015. 7. 6., 2018. 3. 27., 2020. 3. 4.>

③ 제1항 및 제2항에 따라 보고를 받은 의료기관의 장 및 제16조의2에 따른 감염병병원체 확인기관의 장은 제1급감염병의 경우에는 즉시, 제2급감염병 및 제3급감염병의 경우에는 24시간 이내에, 제4급감염병의 경우에는 7일 이내에 질병관리청장 또는 관할 보건소장에게 신고하여야 한다. <신설 2015. 7. 6., 2018. 3. 27., 2020. 3. 4., 2020. 8. 11.>

④ 육군, 해군, 공군 또는 국방부 직할 부대에 소속된 군의관은 제1항 각 호의 어느 하나에 해당하는 사실(제16조제6항에 따라 표본감시 대상이 되는 제4급감염병으로 인한 경우는 제

어서 오세요, 결핵 상담소입니다

외한다)이 있으면 소속 부대장에게 보고하여야 하고, 보고를 받은 소속 부대장은 제1급감염병의 경우에는 즉시, 제2급감염병 및 제3급감염병의 경우에는 24시간 이내에 관할 보건소장에게 신고하여야 한다. <개정 2015. 7. 6., 2015. 12. 29., 2018. 3. 27.>

⑤ 제16조제1항에 따른 감염병 표본감시기관은 제16조제6항에 따라 표본감시 대상이 되는 제4급감염병으로 인하여 제1항제1호 또는 제3호에 해당하는 사실이 있으면 보건복지부령으로 정하는 바에 따라 질병관리청장 또는 관할 보건소장에게 신고하여야 한다. <개정 2010. 1. 18., 2015. 7. 6., 2015. 12. 29., 2018. 3. 27., 2020. 8. 11.>

⑥ 제1항부터 제5항까지의 규정에 따른 감염병환자등의 진단 기준, 신고의 방법 및 절차 등에 관하여 필요한 사항은 보건복지부령으로 정한다. <개정 2010. 1. 18., 2015. 7. 6.>

<제12조(그 밖의 신고의무자)>

① 다음 각 호의 어느 하나에 해당하는 사람은 제1급감염병부터 제3급감염병까지에 해당하는 감염병 중 보건복지부령으로 정하는 감염병이 발생한 경우에는 의사, 치과의사 또는 한의

사의 진단이나 검안을 요구하거나 해당 주소지를 관할하는 보건소장에게 신고하여야 한다. <개정 2010. 1. 18., 2015. 7. 6., 2018. 3. 27., 2020. 12. 15.>

1. 일반가정에서는 세대를 같이하는 세대주. 다만, 세대주가 부재 중인 경우에는 그 세대원
2. 학교, 사회복지시설, 병원, 관공서, 회사, 공연장, 예배장소, 선박 · 항공기 · 열차 등 운송수단, 각종 사무소 · 사업소, 음식점, 숙박업소 또는 그 밖에 여러 사람이 모이는 장소로서 보건복지부령으로 정하는 장소의 관리인, 경영자 또는 대표자
3. 「약사법」에 따른 약사 · 한약사 및 약국개설자

② 제1항에 따른 신고의무자가 아니더라도 감염병환자등 또는 감염병으로 인한 사망자로 의심되는 사람을 발견하면 보건소장에게 알려야 한다.
③ 제1항에 따른 신고의 방법과 기간 및 제2항에 따른 통보의 방법과 절차 등에 관하여 필요한 사항은 보건복지부령으로 정한다. <개정 2010. 1. 18., 2015. 7. 6.>

어서 오세요, 결핵 상담소입니다

이렇게 결핵 환자를 신고하는 것은 어떤 의미가 있을까?

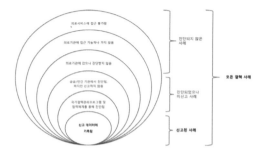

세계보건기구에서 2011년 발표한 보고서는 그림과 같은 양파 모형(onion model)을 통해 전체 결핵 사례 중 신고 사례와 미신고 사례를 설명하였다. 국가에 결핵 환자로 신고한 경우는 국가 데이터에 확실히 기록된 사례이다. 국가 차원의 데이터가 쌓이면 현황 파악뿐 아니라 다양한 연구가 가능해 국가 결핵 관리에 도움이 된다. 그러나 생각해 보면 환자를 신고하기까지 어려움이 적지 않다. 모든 결핵 환자를 바로 발견할 수 있는 것은 아니다. 그래서 신고된 사례는 그림처럼 모든 결핵 사례 중에 가장 적다.

환자가 결핵으로 진단되었지만, 아직 의료진이 국가에 신고하지 않은 사례도 있다. 국가 결핵 관리프로그램 및 협력 체계를 통해 진단되거나 공공 및 민간 기관에서 진단되었지만 신고하지 않은 경우이다.

또는 환자가 결핵이 있어도 의사에게 진단받지 못하는 경우이다. 의료기관에 갔어도 결핵으로 진단받지 않을 수도 있다. 또 주위에 이용할 수 있는 의료기관이 있더라도 환자가 여러 가지 이유로 의료기관에 가지 않는 경우도 있다. 의료 서비스를 불신할 수도 있고, 자신이 환자라고 인식하지 못할 수 있기 때문이다. 마지막으로 아예 의료 서비스를 이용할 수 없는 환경에 처한 환자도 있다. 주위에 의료기관이 없거나 거리가 멀어서 가지 못하는 등 여러 이유가 있을 수 있다.

이렇듯 양파 모형은 결핵 환자로 신고하기까지 겪을 수 있는 어려움과 방해 요인을 생각해 보게 한다. 결핵 환자 신고가 이루어지고 진단과 검사, 치료가 원활하게 이루어지려면 국가 차원의 지원이 필요한 이유다.

2◆
교육과 상담으로 함께합니다

"네, 여보세요, ○○ 병원 결핵 상담실입니다."

정부에서는 국가 결핵 관리 사업을 통해 결핵관리전담간호사를 채용해 전국 병원에 배치한다. 그러다 보니 전국 여러 종합병원에는 결핵 상담실이 있다. 그런데 결핵 상담실에서 근무하는 결핵관리전담간호사와 대면 및 전화 상담을 통해 치료받는 동안 도움을 받을 수 있다는 점은 잘 알려지지 않았다. 병원 직원들조차 잘 몰라서 결핵 상담실에 전화해 이 병원에 결핵 상담실이 있냐고 물어보는 일도 있었다. 그러니 결핵 치료를 처음 하는 환자들이 결핵 상담실을 잘 모르는 건 당연할지 모른다.

보통은 진료하기 전 환자가 직접 병원 홈페이지 혹은 대표번호를 통해 진료에 대해 문의하고 예약한다. 환자로서는 그 과정에서 시간이 지연되고, 어떻게 문의할지도 막막할 것이다. 또 대표번호로 전화해도 실제 진료받던 과에 직접 전화 연결을 하기는 어렵다. 그에 비하면 병원의 결핵 상담실은 직통번호가 있어 간호사와 직접 전화 상담을 할 수 있다.

실제로 약 부작용이나 치료 과정에서 생기는 다양한 궁금증을 상담하고 싶어 전화하는 환자나 보호자가 많았다. 약을 6개월 이상 복용해야 하니 관리하며 어려운 점이나 힘든 점이 생기게 마련이다. 곁에서 지켜보면 10알이 넘는 약들을 매일 먹는다는 것이 보통 일은 아니라고 느꼈다. 기본적으로 처방하는 4가지 약을 다 세어 보면 10알이 넘는다. 이외에 고혈압, 당뇨 등 다른 만성질환 약도 먹는 경우가 많다. 따라서 결핵약 복용 자체를 잊거나 헷갈릴 수 있다.

"도대체 어떤 약이 결핵약이에요?"

여러 가지 약을 먹는 경우, 특히 고령이면 결핵약 복용에 대해 어려움이 크다. 전화로 어떤 약이 결핵약인지 모르겠다고 하는 경우도 많았다. 그럴 때는 같이 약 봉투를 보도록 하면서 약 이름과 모양을 비교해서 설명했다.

"하얗고 작은 동그란 알약 보이시죠? 이소니아지드라고 하고 3알 있으실 거예요."

얼굴은 못 보고 통화 중이지만 최대한 옆에서 설명하듯이 도왔다. 각각 어떤 약인지 이름을 다시 알려 드리며 효능과 부작용도 다시 설명했다. 결핵 치료를 처음 시작할 때 자료도 전달하며 교육하지만, 장기간 치료하려면 피드백이 중간중간 필요하다. 또, 결핵약을 중간에 변경하거나 추가하는 상황도 생긴다. 따라서 치료 중에도 추가적인 교육과 설명이 필요해 전화 상담을 했다.

보호자들이 대신 전화를 해 오는 경우도 많았다. 고령의 환자는 스스로 전화하기 어려워 주로 자녀나 며느리 등 보호자와 통화한다. 보호자가 전화를 어색해하는 때도 있었다. 하지만 몇 번 상담하다 보면 친밀감이 쌓였다. 환자의 몸 상태가 좋아질 때까지 문의를 해 오고 교육대로 충실히 따라 주는 환자도 많았다.

　결핵 치료는 많은 경우 수술이나 시술이 아니라 약을 잘
챙겨 복용하는 것이 치료다. 그래서 자주 상담하고 교육할수
록 치료 결과도 좋았다. 상담하며 이야기한 부작용이 심하면
바로 담당 의사에게 공유했다. 진료를 앞당겨 보거나 대처법
을 환자나 보호자에게 전화로 알려 줄 수 있다는 것도 장점
이었다.

　부작용 때문에 힘들어한 환자들이 전화 상담 후에 교육한
대처법으로 나아졌다고 연락이 올 때면 마음이 놓였다. 치료
기간이 길기에 환자들은 궁금한 점도 많고 사실 중간에 치료
를 포기하기도 쉽다. 결핵 관리 전담 간호사는 병원에 방문
할 때가 아니더라도 집에 있는 환자와 전화로 상담과 교육을
할 수 있다. 환자 곁에서 함께 치료를 포기하지 않도록 돕는
역할을 하는 것이다.

3♦
보건소와 함께 일하는 결핵관리전담간호사

　보통 병원에서 일하는 간호사들은 병원 내에 있는 사람들과 일을 한다. 어떻게 보면 당연한 이야기일 것이다. 병원 내에서도 부서가 다양하고 직종이 다양해서 같이 일하는 사람도 다양하다.

　그런데 결핵관리전담간호사는 여기에 추가로 병원 밖의 기관들과도 협력하는 역할도 한다. 처음에는 나도 정보가 별로 없었다. 병원 소속의 결핵관리전담간호사들이 어떤 방식으로 보건소나 질병관리청 같은 외부 기관과 같이 일하는 것일지 궁금했다.

　일하다 보니 거의 매일, 하루에도 몇 번씩 다양한 지역의 보건소 결핵 상담실 선생님들과 통화했다. 한동안 핸드폰만

쓰다가 다시 병원 일을 하면서 오랜만에 돼지 꼬리 모양의 선이 달린 유선 전화기를 접했다. 보건소와는 주로 이 전화기로 환자에 대해 소통했다.

보건소에서 먼저 환자에 대한 문의 전화를 주기도 하고 우리가 문의 사항이 있거나 전달 사항이 있을 때 전화하기도 했다. 같은 환자에 대해 상태 변화나 치료 상황을 공유하는 것이다. 그러다 보니 병원과 지역의 보건소가 함께 결핵 환자 관리를 할 수 있었다. 전화가 메일이나 메신저보다 빠르고 정확한 소통이 가능해 좋았다.

전화 외에 온라인으로도 소통한다. 업무 시 질병관리청에서 만든 결핵 관리 업무용 사이트를 이용한다. 여기에 올리는 내용도 대부분 보건소의 해당 지역 담당자와 공유한다. 업무용 온라인 시스템도 잘 개발되어 있다.

처음 병원에서 결핵 환자를 발견하면 24시간 내로 해야 하는 신규 환자 신고도 이 시스템에 내용을 입력해 보건소와 질병관리청에 제출한다. 이외에 주요 검사 결과나 치료 경과, 상담 내용 등을 입력한다. 이 내용을 토대로 보건소에서

어서 오세요, 결핵 상담소입니다

도 필요시 환자 또는 보호자와 전화 상담을 진행한다.

사실 치료가 필요한데 연락 없이 병원을 오지 않는 환자들도 종종 있었다. 결핵 치료의 중요성에 대해 동의하지 않아서 치료나 전화 상담을 거부하는 때도 있어 애를 먹었다. 치료 중간에 갑자기 약을 한동안 중단했다가 다시 복용하다가 반복하는 환자도 있다.

"결핵 약제에 내성이 생기면 결핵균이 원래보다 강력해지고 더 치료하기 어려워져서 중간에 의사와 상담 없이 중단하면 안 돼요. 약은 매일 꾸준히 드셔야 해요."

대면이든 전화 상담을 할 때이든 항상 강조하는 단골 교육 내용이었다. 하지만 약을 꾸준히 먹기 어려운 상황에 있는 환자들도 많다. 환자가 연락을 계속 거부하고 병원을 더 오지 않는다면 병원 소속 간호사가 더 개입하기 어려워 안타까웠다. 이렇게 병원 치료가 어렵거나 지역에서 더 관리가 필요할 때는 보건소에 환자에 대한 상황을 공유한다. 보건소에서 환자에게 연락해 함께 결핵 관리를 하면 아무래도 공공기관이라 환자들의 신뢰도가 높았다.

또 병원과 보건소에서 같은 내용의 교육을 반복하니 환자와 가족들까지 결핵 관리를 잘 알게 되어 교육 효과도 좋았다. 장기간 이루어지는 결핵 치료이기에 돕는 이가 많을수록 좋다. 보건소와 병원 결핵 상담실, 가족원이 같이 챙겨주면 환자는 꾸준히 약 복용을 할 수 있었다. 보건소에서 잘 설득해 주어서 병원에 안 오려던 환자가 다시 진료를 잘 오게 된 사례도 있었다. 이 환자는 무사히 치료를 끝마쳤다. 이렇듯 전국의 공공–민간 협력 사업 참여 병원과 보건소가 함께 환자분들이 결핵 치료를 잘 끝마칠 수 있게 돕는다.

어서 오세요, 결핵 상담소입니다

4 ◆
전화는 꼭 받아 주세요

아무래도 간호사로 일하면서 기억에 남는 환자들이 있다. 그중 병원에 오는 날 매번 지각하거나 말없이 오지 않는 환자가 있었다. 진료 날 미리 전화를 해 보면 잘 받지 않을 때가 많았다. 전화상으로는 진료 시간을 알고 있다며 시간에 맞춰 가겠다고 답을 할 때도 있었다. 하지만 진료 시간이 다가와 전화를 해 보면 상황은 달랐다. 병원으로 오는 중이라고 답하지만 늦게 도착해 진료를 결국 못할 때도 종종 있었다. 그래서 그다음부터는 진료 시간이 되기 1~2시간 전 전화로 한 번 더 확인했다. 오후 진료가 있으면 오전부터 전화했다. 오늘은 진료가 있는 날이고 몇 시에 어디에서 진료한다는 것을 알리기 위해서였다.

아마 환자에게 나는 귀찮은 사람이었을지도 모른다. 하지만 이런 환자일수록 치료가 꼭 필요한 중증 환자인 경우가 많았다. 이런 경우 환자뿐 아니라 보호자 연락처로 전화를 했다.

보호자에게 사연을 들으니 이 환자는 알코올 중독 문제가 있었다. 결핵 치료를 하는 동안은 치료에 방해되기에 술과 담배는 금지 사항이다. 금주와 금연이 중요하다는 것은 처음 환자를 교육할 때부터 강조하는 내용이다.

하지만 보호자도 자포자기하듯 이야기하길 환자가 술을 마시느라 식사도 거른다고 했다. 술 때문인지 건강이 많이 안 좋아지기도 했다. 이 때문에 다른 병원에 입원하느라 진료를 한동안 못 오기도 했다. 환자 자신도 금주의 중요성을 알고는 있지만, 술 조절이 어려운 경우였다. 환자가 술과 함께 약을 먹는다고 이야기한 적도 있다. 그래서 약은 꼭 물과 함께, 공복에 복용하도록 여러 번 교육했던 기억이 난다. 이 환자는 항상 전화로 알겠다고 대답해 주었는데 어느 순간부터는 전화를 잘 안 받아서 안타까웠다. 이후로는 환자의 보호자와 소통할 수밖에 없었다.

어서 오세요, 결핵 상담소입니다

이 환자와 비슷한 경우가 여럿 있었다. 보건소 담당자는 이런 환자들을 지역의 중독관리통합지원센터 등에 연결해 보려고 노력했다. 보건소에서는 다양한 지역사회 자원과 연결할 수 있는 장점이 있다. 이 환자는 결핵 치료를 위해 우선 알코올 중독부터 해결해야 했다. 물론 오랜 시간 술에 의존해 왔기에 아무리 결핵 치료가 급해도 술을 끊기 쉽지 않았을 것이다.

그래도 전화 상담을 하다 보면 상태를 알 수 있어서 다행이었다. 보호자가 전화를 받아주면 현재 환자가 결핵약은 잘 복용하는지, 건강 상태는 어떤지 알 수 있었다. 계속 치료에 대한 순응도가 낮다면 보건소에 알려 비순응 환자로 등록할 수 있었다. 이렇게 등록된 환자들은 보건소 담당자가 더 특별히 관리하는 개념이다. 보건소에서 매일 전화로 약을 먹었는지 확인하는데, 화상 통화를 활용한다. 의사 판단으로 치료에 도움을 주기 위해 입원 명령제도를 활용하기도 한다.

나도 평소에는 전화 통화를 많이 하는 사람은 아니었다. 환자들이 전화에 부담을 느낄 수 있다는 것도 이해한다. 그래도 매일 병원에 올 수는 없는 상황에서 전화 상담이 환자들에게 정말 도움이 된다고 느꼈다. 그래서 포기할 수 없었다. 담당 환자에게 한 번씩이라도 전화를 더 걸었다.

"치료가 때로는 귀찮고 힘들어도 전화는 꼭 받아 주세요. 도움 드릴 수 있는 것이 있을 거예요."

어서 오세요, 결핵 상담소입니다

입원 명령제도란

우리나라에는 결핵예방법에 따른 입원 명령제도가 있다. 보통 결핵 환자는 집에 머물며 재택 치료가 가능하지만, 치료에 잘 따르기 어렵거나 자가관리가 어려운 환자들이 있다. 이를 위해 결핵 환자의 입원 명령은 치료에 잘 순응하지 않는 환자와 취약한 환자, 전염성 다제내성 결핵 환자를 주 대상으로 한다. 이들에게 입원을 통한 안정적인 치료를 제공하고 지역사회 결핵 전파를 차단하기 위한 제도이다.

구체적으로는 전염력이 높고 취약한 환자로 치료 중단 후 재치료하는 경우, 동반 질환이 있는 고령 환자, 면역력이 낮은 환자(HIV 감염인, 면역억제제/TNF 길항제 사용자 등) 등을 말한다. 또는 동거인 중 결핵 발병 고위험군이 있는 경우(HIV 감염인, 면역억제제/TNF 길항제 사용자, 6세 미만의 소아), 자택 내 독립생활 공간이 없는 경우(기숙사, 기숙학원, 고시원 등), 집단시설 거주자(요양병원/요양원, 정신병원, 보육시설, 교정시설, 군대 등)도 포함한다. 마지막으로 치매, 정신질환, 알코올 의존 등으로 자가관리가 어렵거나 취약성 평가 고위험군 등 사회경제적으로 취약한 환자이다.

입원 명령을 판단한 의사가 속한 의료기관에 입원이 어려울 수도 있다. 그런 경우 보건소에서 환자 거주지와 가까운 국공립 의료원 등을 알아보고 전원하는 데 도움을 준다. 이러한 입원 명령제도는 환자에게 입원비와 약제비, 간병비 등을 지원한다.

5◆
환자의 가족도 돌보기

　결핵 상담실에서 일하며 환자를 만나는 첫날부터 환자들의 보호자도 만났다. 보호자는 주로 환자의 가족이다. 환자를 제일 가까이서 지켜보고 돌보는 사람이다. 결핵 진단을 알리고 교육할 때도 보통 환자와 보호자가 같이 앉아서 교육을 듣는다. 이외에 보호자와 전화로 연락할 일도 많다. 결핵 환자와 함께 사는 가족의 접촉자 검진을 안내해야 할 때, 혹은 연락이 잘 닿지 않는 환자들이 있을 때도 보호자 연락처로 전화했다.

　시간이 지나다 보니 결핵 환자를 돌보는 보호자들이 내 눈에 점점 잘 들어왔다. 결핵 환자들은 고령이 많다 보니 암이나 다른 질환을 함께 앓는 경우가 많았다. 결핵이 아닌 다른 질환 때문에 다른 병원에 입원했다가 다시 돌아와야 하는 상

어서 오세요, 결핵 상담소입니다

황도 있었다. 이렇게 다양한 질환이 있는 경우, 병원까지 옮기면 보호자들은 어떤 결정을 해야 할지 혼란스러워했다. 병원을 옮기는 것은 다른 질환 때문에 한 결정이지만 보호자는 환자의 결핵 치료도 계속 챙겨야 한다. 보호자들은 결핵약을 직접 챙겨줄 수 없어 걱정하고는 했다. 나는 입원 예정인 병원에 환자가 결핵 치료 중이니 약을 매일 먹어야 한다는 점을 꼭 알리도록 했다.

또는 결핵 치료를 하러 병원에 다니다가 집에서 너무 멀어서 집 근처의 다른 병원으로 옮기는 상황도 있었다. 이런 경우 보호자와 연락해 전원하는 병원에서 결핵 치료가 가능한지도 미리 알아보도록 했다. 결핵 상담실이 있는 병원인 경우는 내가 미리 연락해서 그 병원의 결핵관리전담간호사와 소통했다. 결핵 상담실이 없어도 호흡기내과 등 담당과에서 결핵약 처방이 가능한 병원이면 새로운 병원의 담당 의사 처방을 따르도록 했다.

간혹 다른 질환 치료를 위해 옮기게 된 병원에서 결핵 치료가 가능하지 않은 경우가 문제였다. 그럴 때는 입원 기간 복용할 약을 미리 처방받도록 담당 의사와 환자 사이 소통을 돕는 것이 나의 일이었다. 환자가 결핵약을 연속적으로 복용할 수 있도록 하는 것이 중요하기 때문이다. 입원 기간이 길어지면 잠시 외출해 결핵 진료를 받으러 오는 일도 있었다.

환자들의 상황에는 다양한 경우의 수가 있지만, 공통점이 있었다. 환자의 가족들도 적극적으로 치료 과정에 함께할 때 환자의 결핵 치료 결과가 좋다는 것이다.

어서 오세요, 결핵 상담소입니다

6 ◆
치료 종결 후 퇴록하기

환자의 결핵 치료가 마무리되면 결핵관리전담간호사는 '퇴록' 처리를 한다. 온라인 업무 시스템에 결과를 입력하며 한 환자의 치료 여정이 끝났음을 기록하는 것이다. 퇴록을 입력할 때는 여러 분류가 있다. '완치'로 입력하기도 하지만, 치료 완료, 치료 실패, 치료 중단, 사망, 다른 병원으로 전원 등 다양한 치료 결과가 있다. 그래서 퇴록 시기에는 몇 개월간의 환자 치료 경과를 돌아보게 되었다.

결핵관리전담간호사는 치료 중간중간 전화와 대면 상담을 통해 환자가 약을 잘 복용하며 치료를 따르는지 확인한다. 그럴 때마다 약을 잘 먹고 있다고 답하며 순조롭게 치료를 이어가는 환자도 많았다. 치료 마지막 달이 다가와서 전화할 때, 이대로 환자가 치료를 계속 잘 따라 주면 곧 완치 판정을 받겠다는 생각에 기분이 좋았다.

　마지막 객담검사 결과도 확인하고 담당 의사의 완치 판정을 받은 후, 이 소식을 환자에게 알리는 전화를 할 때 가장 뿌듯했다. 이때는 환자가 6개월 이상 약을 잘 복용하며 치료했는지 확인하면서 혹시 남은 약이 없는지도 확인한다. 간혹 매일 복용하지 않고 빠뜨린 경우가 있으면 약이 남아 있기도 하기 때문이다. 이럴 때는 남은 약을 다 먹고 치료를 종료하도록 한다.

　한편, 안타깝게도 치료를 다 마치지 못하고 중단하기도 한다. 이때는 퇴록 처리를 할 때, 치료 중단 사실과 함께 중단 사유도 기록한다. 중단 사유는 참 다양하다. 간혹 환자가 연락 두절이 되기도 하고, 항결핵제 부작용이 심해 의사 판단으로 치료를 중단하기도 한다. 질병에 대한 인식이 부족해 치료를 따르지 않기도 한다. 약 복용에 부담을 느껴 환자가 임의로 치료를 중단할 수도 있다. 외국으로 출국하거나 병원과 거리가 멀어서 오기 힘든 사례 등 환자가 병원을 더는 오지 않게 되어 치료를 중단하는 사례도 있다. 치료를 몇 달 진행하다가 다양한 사유로 중단하는 상황을 접할 때면 매우 안

어서 오세요, 결핵 상담소입니다

타까웠다.

　이렇게 매번 환자 치료가 끝나 퇴록을 진행할 때면 많은 감정이 교차했다. 무사히 완치하거나 치료를 완료해 환자와 함께 기뻐하기도 하고, 치료 실패나 중단 사례에 아쉬워하기도 했다. 몇 개월간 쉽지 않은 여정을 거쳐 무사히 결핵 치료를 마무리할 때까지 많은 이의 노력이 필요하다는 것을 느꼈다. 환자 본인의 노력도 필요하지만, 주위의 도움이 필요하다. 국가에서 다양한 사업이 이루어지고 있지만, 결핵 치료가 힘든 상황에 있는 환자들을 위한 지원이 앞으로 지속해서 필요할 것이다.

치료와 예방을 돕기 위한 ◆
결핵 관리 사업

　다양한 이유로 꾸준한 결핵 치료가 어려울 수 있는 환자들이 많이 있다. 이러한 결핵 치료와 예방을 돕기 위해 국내에서는 다양한 결핵 관리 사업이 이루어지고 있다.

어서 오세요, 결핵 상담소입니다

I ◆
민간—공공협력(private-public mix, PPM) 결핵관리사업

　세계보건기구(World Health Organization, WHO)는 공공과 민간 영역이 협력해 국가 결핵 관리 사업을 진행하도록 권고했다. 하지만 1990년대 민간의료기관의 결핵 치료율은 보건소 등 공공기관보다 현저히 낮았으며 치료 중단율도 높았다. 우리나라에서는 2009년 민간과 공공이 협력하여 결핵 환자를 관리하는 민간—공공 협력(private-public mix, PPM) 결핵 관리 사업을 도입하였다. 사업 목적은 정부와 민간의료기관이 협력체계를 구축하여 환자 치료와 관리의 질을 높여 치료 성공률을 향상하고 결핵 사망률을 감소시키는 것이다.

PPM 사업의 역사(Yu 외, 2021)

1989년 한국에서도 전 국민 건강보험을 도입했다. 1997년, 국내 최초의 PPM 모델이 개발되어 민간–공공 협력의 틀을 마련했으며, 2000년 PPM 사업을 시범적으로 시행하였다. 이후 2003년 질병관리본부(현 질병관리청)가 세워지면서 2006년에는 PPM 사업을 포함하는 국가 수준의 결핵 퇴치 계획을 마련하였다. 2009년 22개 병원에서 민간–공공 협력(PPM) 결핵 관리 사업을 시작한 이래, 2011년 97개 병원으로 확장했다. 2016년부터는 산정특례 제도를 통해 결핵 치료 본인부담금을 면제하면서 민간의료기관에서 치료받는 결핵 환자의 경제적 부담이 줄었다.

PPM 결핵 관리 사업 수행 체계

PPM 결핵 관리 사업 수행 체계를 살펴보면, 질병관리청에서는 결핵관리전담간호사 인건비 지원 등 인력 관리와 PPM 결핵 관리 사업 참여 의료기관의 환자 관리를 모니터링한다.

어서 오세요, 결핵 상담소입니다

PPM 결핵관리 사업단에서는 PPM 결핵 관리 사업 참여 의료기관의 환자 관리 모니터링 및 결핵 관리 지표 개선을 수행한다. PPM 참여 의료기관에서는 결핵 환자의 진단과 치료, 복약 관리를 수행하며, 국가 결핵 관리지침에 따라 결핵 관리 사업을 수행한다.

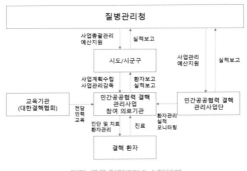

민간-공공 협력(PPM) 수행체계
(참고: 질병관리청, 결핵ZERO사이트)

PPM 결핵 관리 사업은 결핵 치료에 좋은 성과를 냈다. 국내 연구에 따르면, PPM 결핵 관리 사업 참여 기관은 사업 비참여기관보다 항산균 도말검사 실시율, 항산균 배양검사 실시율, 핵산증폭검사 실시율, 약제 처방 일수율 등의 지표에서 더 좋은 결과를 얻었다(신지연 외, 2019). PPM 결핵 관리 사업 참여 기관에는 결핵관리전담간호사를 배치한다. 이에 결핵 환자를 대상으로 교육과 복약 상담을 진행하고, 권역 협의회를 통해 환자 관리의 질을 점검하며 치료 질이 향상되는 것으로 보인다.

참고

PPM 사업은 민간 기관과 공공기관이 서로 협력하는 사업이다. 민간의료기관에 결핵관리전담간호사가 배치되어 있다면 공공기관인 보건소에는 결핵관리전담요원이 배치되어 있다. 결핵관리전담간호사와 결핵관리전담요원이 함께 협력하며 환자 사례관리를 한다.

보건소 결핵관리전담요원 업무는 다음과 같다.

✚ 결핵 환자 사례조사 실시(PPM 참여 의료기관 외의 기관)
✚ 집단시설 접촉자 역학조사
✚ 전염성 결핵 환자 업무종사 일시제한
✚ 치료 비순응 결핵 환자 입원, 격리 치료 명령
✚ 결핵 치료 취약군 보건복지서비스 연계 지원 등 맞춤형 사례관리

어서 오세요, 결핵 상담소입니다

2 ◆
다양한 결핵 검진 사업

현재 정부에서는 다양한 결핵 검진 사업을 시행한다. 대상자를 찾아가는 사업도 있어 고위험군이나 사각지대에 놓인 환자를 조기 발견할 수 있다. 이러한 결핵 검진 사업은 결핵의 조기 발견 및 치료를 통해 지역사회 전파를 미리 막을 수 있는 효과가 있다.

(1) 어르신 결핵 검진 사업

어르신 결핵 검진 사업은 국가에서 전국의 65세 이상 노인을 대상으로 무료 검진을 시행하는 사업이다. 이 사업은 2020년부터 전국적으로 시행되었다. 65세 이상 의료급여수급자 및 재가 와상 노인이 주요 대상이지만 여기에 해당하지 않아도 참여할 수 있다. 재가 와상 노인은 거동이 불편해 의료기관을 직접 방문하여 진료하기는 어려우므로 찾아가는 검진이 유용하다.

한국은 OECD 국가 중 결핵 발생률과 사망률이 매우 높다. 특히, 65세 이상 어르신은 전체 결핵 신규 환자의 58%, 결핵 사망자의 85%를 차지할 정도로 노인 환자 비중이 높다. 어르신 결핵 검진은 질병관리청 위탁 검진 기관인 대한결핵협회에서 시행하고 있으며 인근 보건소에서 안내받을 수 있다.

2022년 어르신 결핵 검진 사업 결과, 최우선 순위 검진자 중 저체중이거나 결핵 증상이 있는 사람의 결핵 발생률이 높았으며, 차우선 순위 검진자는 남성, 흡연자, 결핵 증상이 있는 사람, 결핵 과거력이 있는 사람의 결핵 발생률이 높았다 (유수환 외, 2023). 또 2023년 노인 결핵 검진 결과 10만 명당 67.6명에 해당하는 사람에게서 결핵을 발견했다(질병관리청, 2024).

이러한 어르신 결핵 검진은 1년에 1회 이상 정기적으로 해야 한다. 결핵 관련 증상이 없더라도 매년 주위의 어르신들이 검진할 수 있다는 점이 더 알려져야 하겠다.

어서 오세요. 결핵 상담소입니다

(2) 홈리스 결핵 검진 사업

정부에서는 거리와 시설에 거주하는 홈리스, 밀집도가 높은 쪽방촌 거주자, 무자격체류자를 대상으로 홈리스를 위한 결핵 검진 사업을 시행한다. 영양 결핍과 열악한 주거 환경 등으로 인해 홈리스는 일반인보다 결핵 유병률이 높다. 2021년 전국 조사 결과에 따르면 홈리스의 결핵 발생률은 같은 연령대의 일반 검진 대상자보다 3~5배 높은 것으로 나타났다(Han 외, 2024).

홈리스 결핵 검진 사업은 고위험군 및 사회경제적 취약계층을 찾아가는 검진을 통해 결핵 환자를 발견하고 조기에 치료하는 것이 목적이다. 이 사업 또한 질병관리청 위탁검진기관인 대한결핵협회에서 진행하며, 찾아가는 무료 검진을 시행한다.

검진 방법으로는 3가지가 있다. 상시로 검진기관(대한결핵협회 지부, 복십자의원)에 환자가 방문해 검진하거나 이동검진차량을 활용하여 주·야간 보호센터, 경로당, 무더위 쉼터 등을 찾아가는 거점 검진 방식이다. 또 세대별 직접 방문을 통한 검진 시행 방법도 있다.

검진은 설문조사와 흉부 X선 검사, 가래 검사를 시행한다. 흉부 X선 검사는 실시간 원격 판독을 통해 당일 결과를 알 수 있다. 유소견자는 객담검사를 시행하며 결핵 검사 결과를 통해 환자를 치료가 가능한 기관에 연계한다.

2019년 쪽방거주자 결핵 검진 시범사업 사례
(박아영 외, 2020)

질병관리청과 대한결핵협회에서는 홈리스 결핵 관리를 강화하기 위해 2019년 쪽방 거주자 결핵 검진 시범사업을 수행하였다. 해당 사업을 통해 483명 중 결핵 환자 3명을 발견했다. 이는 일반 인구 결핵 발생률보다 약 12배 높은 수치였다. 새로 발견된 3명의 환자는 의료급여 수급자, 건강보험 무자격자, 40~50대 남성으로 기저질환이 있고 흡연 및 음주 이력이 있었다.

어서 오세요, 결핵 상담소입니다

[사례 1] 환자 1 (남성, 51세)

시각 장애인이었으며 간병인과 함께 의료기관에 내원한
환자이다. 결핵 과거력은 없었고 2019년 광범위 약제내성
결핵 진단을 받아 입원 치료를 했다. 또한 건강보험 무자
격자로 입원 명령사업을 통해 치료비를 지원했다.

환자 1과 같이 건강보험 자격이 없는 경우 병원 치료를 받
기가 어렵다. 이럴 때 입원명령 사업을 활용할 수 있다. 입원
명령사업은 전염성 다제내성 결핵 환자이거나 치료순응도가
낮아 재택치료가 어려운 환자를 대상으로 주치의 판단하에
시행할 수 있다. 입원명령 대상자로 의료기관에 입원한 동안
의 입원비와 약제비, 간병비, 부양가족의 생활 보호비를 국
가에서 기준에 따라 지원한다.

또 건강보험 무자격자의 경우, 찾아가는 검진 이후 환자
연계 절차를 통해 주민센터에 연결해 의료급여를 신청한 후
결핵 산정특례를 적용할 수 있다. 또는 지자체의 홈리스 대
상 의료비 지원 사업을 연계하여 치료비를 지원한다.

[사례 2] 환자 2 (남성, 47세)

환자 2는 입원 치료를 거부하여 2019년 11월부터 외래치료를 받았다. 또한 건강보험 무자격자로 노숙인종합지원센터에서 노숙인증을 발급받아 지방자치단체에서 비용을 지원하는 무상 치료를 제공받고 있었다. 대한결핵협회에서 시행하는 원격 복약 관리를 통해 화상으로 복약 관리를 하고 있었으며, 당시 2개월 복약에 성공하여 식료품 및 생필품을 2회 제공받았다. 고시원에 무상으로 거주 중이어서 별도의 임시주거비는 지원하지 않았으며, 우울증 약을 복용 중이었다.

[사례 3] 환자 3 (남성, 55세)

환자 3은 이소니아지드 단독 내성 결핵으로 진단되었으며, 결핵 과거력은 없는 경우였다. 해당 환자는 알코올 중독이 심하고 치료에 비순응적 태도를 보였다. 그래서 대한결핵협회 직원의 설득으로 의료기관을 가게 되었으나 입원 치료를 거부하여 외래 치료 중이었다.

 환자 3은 의료급여 수급권자로 결핵 환자 산정특례가 적

어서 오세요, 결핵 상담소입니다

용되어 무상으로 치료 지원을 받고 있었고 원격 복약 관리를 받고 있었다. 2020년 2월 기준 3개월째 복약에 성공하여 식료품 및 생필품을 3회 받았다. 수급권자로 주거비를 지원받기 때문에 별도의 임시주거비는 지원하지 않았다.

홈리스 결핵 환자는 사회경제적으로 취약한 상태에 있어 치료보다는 거주 관련 지원과 음식, 안전에 관심이 있다. 따라서 무상 치료 외에도 임시 숙소, 음식, 병원 내원을 위한 교통비 등 다양한 인센티브 제공이 성공적 치료를 도울 수 있다.

이러한 2019년의 시범사업 결과를 토대로 2020년도부터 거리와 시설의 홈리스와 쪽방 거주자를 대상으로 하는 전국적인 홈리스 결핵 검진 사업으로 확대하였다.

비수급권자로 주거지가 없는 경우, 홈리스를 대상으로 하는 지자체의 주거 지원 사업을 연계하며, 연계가 어려운 비수급권자는 6개월간 주거비를 지원한다. 또는 결핵 요양 시설에 연계하여 주거와 치료를 돕는다.

3 ✦
대한결핵협회 사업

대한결핵협회 연혁

  대한결핵협회는 1953년 창립된 민간 비영리기관으로 정부의 결핵관리 종합계획을 함께 수행한다. 대한결핵협회에서는 1965년 전국 결핵 실태조사를 시작해 1995년까지 5년 단위로 실시했으며 1970년 결핵연구원을 설립하였다. 1995년에는 국제보건기구(WHO) 협력 기관으로 지정되면서 국제개발협력사업을 시작했다. 2010년 STOP-TB 파트너십 한국사무국이 설립되면서 전 세계 27개 국가와 민관 결핵 퇴치 협력 네트워크를 구성했으며, 2011년부터 홈리스 결핵 환자 관리시설인 '미소꿈터'를 운영한다. 2019년 중앙교육원을 개설하였으며, 2022년 결핵연구원의 국제개발 협력 부문과

어서 오세요, 결핵 상담소입니다

STOP-TB 파트너십 한국사무국이 통합되어 글로벌협력원으로 개편하였다.

시니어 결핵 환자 복약 지원 사업

대한결핵협회에서는 2015년부터 노인 결핵 환자 완치율을 높이기 위한 '시니어 결핵 환자 복약지원사업'을 진행한다. 원격 화상으로 어르신들의 복약 상황을 확인하고 생필품을 지원한다. 또한, 거동이 불편한 어르신의 병·의원 진료 동행과 지역사회 복지 서비스 연계 등 다양한 서비스를 제공한다.

이러한 시니어 결핵 환자 복약지원 사업은 2023년 서울, 경기, 인천, 강원, 대전, 세종, 충남, 충북, 대구, 경북, 광주, 전남, 전북, 울산, 경남, 부산에 거주하는 노인 결핵 환자 중 취약계층 어르신 100명의 복약을 화상으로 관리하였다. 2023년 기준 사업 결과 완치되거나 치료가 완료된 경우가 68명, 치료 중단이 8명, 사망 7명, 전원 7명, 진단변경 2명, 치료 중인 경우가 49명이었으며, 복약순응도는 97.3%로 나타났다(대한결핵협회, 2023).

※ 치료 성공률: 퇴록결과 완치, 완료자/퇴록환자수

   (단, 전출자, 진단변경 환자 제외)

※ 복약순응도: 복약순응일/유선 복약확인일

대한결핵협회 복십자의원

대한결핵협회에서는 서울, 부산, 수원, 춘천, 대전, 전주, 제주 등 주요 도시에서 복십자의원을 운영한다. 2025년에는 경남 지역에서 새로 복십자의원을 개원 예정이다. 복십자의 원은 전국 지역주민에게 결핵을 비롯한 호흡기 감염병, 정형 외과, 소아청소년과, 마취통증의학과 등 다양한 진료과목의 서비스를 제공한다.

진료	건강진단 및 검사	예방접종	기타
· 결핵 · 호흡기 질환 · 소화기 질환 · 내과 질환 · 정형외과 질환 · 금연 클리닉 · 통증 클리닉	· 일반, 직장인 건강 검진 및 채용 검진 · 외국인 결핵 및 건강검진 · 기숙사 검진 · 보건증 검사 · 기타(운전면허 적 성 검사 등)	· 국가 필수 예방접종 · 독감 · 폐렴 · 자궁경부암 · 대상포진 · A형/B형 간염 · 파상풍	· 잠복결핵감염 검 사 (IGRA) · COVID-19 검사(신 속항원 및 PCR 검 사)

어서 오세요, 결핵 상담소입니다

·5대 암 검진 (위암, 대장암, 자궁경부암, 간암, 유방암) * 5대 암 검진은 부산 복십자의원만 진행	·일본뇌염 ·COVID-19	

또한, 전국 복십자의원 의료 시스템을 기반으로 해 노인, 홈리스, 장애인, 거동 불편자 등 의료취약계층을 직접 찾아가는 출장 검진을 제공한다. 이외에도 기숙사 입소자 검진, 입국 및 비자 갱신을 위한 외국인 검진 수요가 증가하고 있다.

크리스마스 씰 모금 캠페인

대한결핵협회 사업 중 크리스마스 씰이 유명하다. 나도 어릴 때 아기자기한 그림이 그려진 크리스마스 씰을 모았던 기억이 있다. 대한결핵협회에서는 1953년 처음 크리스마스 씰을 발행한 후 현재까지 매년 모금 캠페인을 진행한다. 크리스마스 씰 모금액은 우리나라 결핵 퇴치 사업에 사용한다.

크리스마스 씰은 1904년 덴마크의 우체국장 아이날 흘벨

(Enar Holbell)이 당시 국왕에게 우표 모양의 씰을 통해 결핵 퇴치 기금을 마련하자는 건의를 하며 시작했다. 그 후 크리스마스 씰 운동은 여러 국가로 전파되었다. 한국에서는 1932년 캐나다 선교의사 셔우드홀(Dr. Sherwood Hall)가 처음 크리스마스 씰을 발행했다. 첫 크리스마스 씰 주제는 '남대문'이었다.

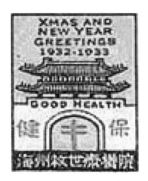

한국의 첫 크리스마스 씰
(출처: 인터넷 우체국 www.epost.go.kr)

현재 한국에서는 결핵예방법 제25조 및 시행령 제9조에 따라 크리스마스 씰 모금 운동을 시행한다. 또한 크리스마스 씰 구매는 소득세법 제34조 및 법인세법 제24조에 의해 세제

어서 오세요, 결핵 상담소입니다

혜택이 있다.

2023년에는 대한결핵협회에서 '2023 앤서니 브라운의 동화 속으로' 캠페인을 진행하여 현장 전시, 팝업스토어 운영, 방송 홍보 등을 실시하였다. 2023년의 크리스마스 씰은 IUATLD 세계 크리스마스 씰 콘테스트에서 3위를 수상하였다.

홈리스를 위한 희망, 미소꿈터

대한결핵협회에서는 2011년부터 홈리스 결핵 환자 관리시설이자 사회복지시설인 '미소꿈터'를 운영한다. 결핵 치료는 6개월 이상 꾸준한 치료가 중요한데 홈리스의 경우 주거가 불안정하고 위생적이지 못한 환경에서 지내기에 치료가 어려운 환경에 처해 있다. 2006년 기준 홈리스 결핵발생률은 일반인의 10배였으며, 2005년 기준 홈리스의 결핵 사망률은 일반인의 6배에 달해 홈리스는 결핵에 취약한 계층이다.

미소꿈터는 홈리스 결핵 환자에게 안정적인 주거 공간을 제공하면서 성공적인 결핵 치료와 자활을 돕는다. 지역의 의료기관과 자활 지원센터 등과 함께 치료를 지원한다. 또한,

결핵이 완치된 홈리스들이 치료 후 독립 및 자활할 수 있도록 다양한 프로그램을 운영한다.

입소자 중 직업능력 향상 희망자에게는 직업능력 향상 프로그램을 통한 지원이 이루어지고 있다. 사업 내용으로는 개별 적성검사 및 직업 심리검사를 시행하고, 신용회복과 자격증 취득을 지원하며, 취업처를 연계하는 등 지역사회로의 안정적 정착을 지원한다. 또한 퇴소 후의 자립을 지원한다. 이를 위해 주민등록 재발급 및 복원 지원, 임대주택 보증금 마련을 위한 저축관리, 완치 퇴소 시 임시주거지 및 생활용품 지원 등이 이루어진다.

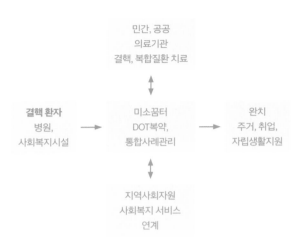

민간, 공공
의료기관
결핵, 복합질환 치료

결핵 환자　　　　　　　미소꿈터　　　　　　　완치
병원,　　　　　　　　　　DOT복약,　　　　　　　주거, 취업,
사회복지시설　　　　　통합사례관리　　　　자립생활지원

지역사회자원
사회복지 서비스
연계

미소꿈터 서비스지원 흐름도

이러한 미소꿈터의 비전은 '건강한 내일을 꿈꾸는 힐링하우스'이며 미션은 '결핵완치', '심신 회복', '지역사회 복귀'이다.

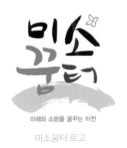

미래와 소망을 꿈꾸는 터전

미소꿈터 로고

결핵 퇴치, 세계를 잇다

|✦
'END TB'를 위한 국제개발협력

결핵은 감염력이 높아 전 세계적으로 질병 부담이 높은 질병이다. WHO는 1993년 결핵이 세계 공중보건에 비상사태임을 선포하였다. 국제연합(United Nations, UN)에 따르면 2022년 결핵으로 새롭게 진단받은 사람은 750만 명에 이르렀으며, 결핵은 단일 질환으로 인한 사망률 중 세계 2위를 차지하는 질환이다.

UN의 지속 가능 개발 목표(Sustainable Development Goals, SDGs)의 3번째 목표인 '좋은 건강과 웰빙(Good Health and Well-being)'에는 세부과제로 결핵 관리를 위한 전략이 포함된다. 특히 결핵은 AIDS, 말라리아 등과 함께 2030년까지 끝내야 할 질병 중 하나이다.

어서 오세요, 결핵 상담소입니다

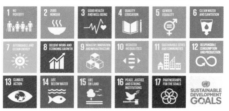

UN, 지속 가능 개발목표(Sustainable Development Goals, SDGs)

참고

지속 가능 개발목표(SDGs)

2000년 9월, UN 189개 회원국이 모여 'Millennium Declaration'을 발표하면서, 2015년까지 실현할 8개의 목표와 구체적인 18개 지표를 포함하는 새천년개발목표 (Millennium Development Goals, MDGs)를 제시하였다.

UNDP에서는 매년 'UN 새천년개발목표 보고서'를 통해 MDGs 이행 현황을 발표하였다. 성과는 목표별 세부 성과에 기초해 전체적으로, 또 지역별로 평가가 이루어졌다. MDGs가 수립됨으로써 개발도상국의 개발과 발전이 개별국가가 아닌 국제사회 모두 해결해야 할 문제임을 부각했다.

2015년 MDGs의 이행 기간이 끝남에 따라 새로운 개발목표의 필요성이 대두되었다. 2015년 9월 70회 UN 개발정상회의에서 포스트 2015 개발 의제로 'Transforming our world: the 2030 Agenda for Sustainable Development' 결의문이 채택되었다.

이에 따라 새로 세워진 SDGs는 포괄적인 지속 가능한 발전을 목적으로 하며, 빈곤 퇴치와 불평등 완화를 핵심 목표로 한다.

2001년부터 WHO와 유엔 프로젝트 조달기구(UNOPS)는 결핵 퇴치를 위하여 STOP-TB 파트너십을 구성했다. 이후 한국은 2010년부터 STOP-TB 파트너십 코리아를 운영한다. STOP-TB 파트너십 코리아는 결핵 취약계층 환자 관리를 위한 공공-민간 협력체계를 구축하고자 한다. 또한, 국내외 결핵 퇴치를 위한 사회적 자원을 마련하고, 세계 결핵 퇴치 (END-TB)를 위한 국내 역할 강화 및 위상 제고를 목적으로 한다.

어서 오세요, 결핵 상담소입니다

2 ◆
3월 24일, 세계 결핵의 날

    3월 24일은 '세계 결핵의 날(World TB Day)'이다. 1882년 3월 24일 독일의 세균학자 로베르트 코흐(Robert Koch)가 결핵균(Mycobacterium Tuberculosis)의 존재를 밝힌 것을 기념하기 위한 날이다. 1982년 국제항결핵 및 폐질환연맹(IUATLD)이 3월 24일을 '세계 결핵의 날'로 제정하였으며 세계보건기구(WHO)와 공동 주관한다. 세계 결핵의 날에는 전 세계적으로 결핵 퇴치를 독려하기 위한 SNS 챌린지 등의 캠페인을 진행한다.

    2024년도 세계 결핵의 날 슬로건은 '네! 우리는 결핵을 퇴치할 수 있습니다(Yes! We Can End TB)'였다. 이 슬로건 하에 강조한 하위 주제는 다음과 같다.

- 아동 결핵, 결핵 예방, 신규 신속분자 진단 및 기간 단축 치료법에 대한 접근성, 진단, 예방 및 치료
- 신규 결핵 백신을 포함한 새로운 툴 연구 개발 확대를 위한 자금조달
- 지역사회, 권리 및 성별, 사회보장 및 낙인철폐를 위한 자금조달 강화
- 신종 감염병 예방, 준비 및 대응
- 항생제내성, 보편적 의료보장, 기후변화 및 영양 등 결핵 대응에 영향을 미치는 주요 범분야 이슈

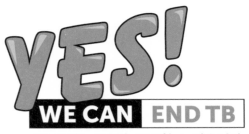

2024년 세계결핵의날 슬로건

어서 오세요, 결핵 상담소입니다

우리나라도 2011년 결핵예방법 제4조에 근거해 3월 24일을 '결핵 예방의 날'로 제정하였다. 결핵 예방의 날에는 다양한 대국민 캠페인과 검진 행사 등을 개최한다.

3 ◆
결핵 국제협력사업

    한국의 국제개발협력은 국제개발협력기본법 제3조에 따라 개발도상국의 빈곤 감소, 여성, 아동, 장애인, 청소년의 인권 향상, 성평등 실현, 지속 가능한 발전 및 인도주의를 실현하고 개발도상국과 경제적 협력관계를 증진하는 것을 기본 정신으로 한다.

참고

국제개발협력기본법 제3조(기본 정신 및 목표)

① 국제개발협력은 개발도상국의 빈곤 감소, 여성·아동·장애인·
   청소년의 인권 향상, 성평등 실현, 지속 가능한 발전 및 인도주

어서 오세요, 결핵 상담소입니다

의를 실현하고 개발도상국과의 경제협력관계를 증진하며 국
제사회의 평화와 번영을 추구하는 것을 기본 정신으로 한다.

② 국제개발협력은 제1항의 기본 정신을 추구하기 위하여 다음
각 호의 사항을 달성하는 것을 목표로 한다.

1. 개발도상국의 빈곤 감소 및 삶의 질 향상
2. 개발도상국의 발전 및 이를 위한 제반 제도·조건의 개선
3. 개발도상국과의 우호협력관계 및 상호교류 증진
4. 국제개발협력과 관련된 범지구적 문제 해결에 대한 기여
5. 국제적으로 합의된 지속 가능발전과 관련된 목표(2015년 9
   월 유엔개발정상회의에서 채택된 2030 지속 가능 개발의
   제 등을 말한다)의 달성에 대한 기여
6. 그 밖에 제1항의 기본 정신을 달성하기 위하여 필요하다고
   인정되는 사항

한국은 국제사회의 도움을 받는 국가에서 도움을 주는 국
가가 되었다. 2022년 ODA 규모는 28.1억 달러였다. 정부에
서는 코로나19 및 3대 감염병인 에이즈, 결핵, 말라리아의 예
방과 퇴치 등 글로벌 보건 위기 대응과 회복을 위한 국제협

력을 확대할 예정이다.

국내 여러 기관에서 최근 시행한 결핵 국제개발협력 사업 사례를 몇 가지 살펴보고자 한다.

[사례 1] 몽골 울란바타르시 결핵 접촉자 검진 사업

몽골은 결핵 고위험 국가로 낮은 결핵 환자 발견율, 결핵 접촉자의 높은 감염률 및 낮은 검진율이 특징이다. 대한 결핵협회에서는 2015~2019년 몽골 울란바타르 지역 결 핵 퇴치 사업을 시행하였다.(대한결핵협회, 2024). 이러한 경험을 토대로 이후 2020~2021년, 2022~2023년에는 몽 골 울란바토르시 결핵 접촉자 검진 사업을 진행하였다. 울란바타르시는 몽골의 수도로, 특히 취약계층이 많은 6 개 지역을 선정하여 사업을 진행하였다.

몽골은 빠른 도시화가 진행하면서 울란바타르시 인구가 급격히 증가하는 추세이다. 인구 밀집 지역인 울란바타르 시의 거주환경은 취약한 경우가 많으며, 몽골에서 신고된 결핵 환자의 58.5%가 울란바타르시에서 보고되었다. 이 에 이동 검진을 통해 결핵 접촉자를 조기 발견 및 진단함

어서 오세요, 결핵 상담소입니다

으로써 지역사회 감염을 예방하고 결핵 유병률을 감소시키고자 몽골 울란바타르시 결핵 접촉자 검진 사업이 추진되었다 (한국국제협력단, 2023).

사업을 통해 이동 검진과 결핵균 검사, 결핵 진단을 위한 진단 및 검사 장비 지원, 결핵 검진 및 예방 홍보 활동이 이루어졌다(대한결핵협회, 2024). 코로나19 유행 중에도 사업을 지속하였으며 약 3년간 12,000명 대상으로 무료검진 서비스를 제공하여 270여 명의 결핵 환자를 발견하였다.

[사례 2] 동티모르 지역사회기반 결핵 진단 및 관리 역량 강화사업(2020-2024)

2018년 세계보건기구(WHO) 통계에 따르면, 동티모르 결핵 발생률은 2017년 기준 인구 10만 명당 498명으로 매년 약 6,500명의 결핵 신환자가 발생하였다. 또한, 매년 약 1,400명이 결핵으로 사망하는 것으로 보고된다. 대한결핵협회는 2014년부터 한국국제협력단(KOICA)와 협력하여 동티모르 결핵 진단 및 관리 역량강화사업을 시행해 왔다. 2020~2024년에는 대한결핵협회, 한국국제협력단

(KOICA), 국제이주기구(IOM)에서 동티모르 지역사회기반 결핵 진단 및 관리 역량강화사업을 시행하였다. 2020년부터 2024년까지 동티모르 5개 지역에 전문가가 파견되어 보건소 단위 코호트 리뷰 시스템을 구축하고 환자 관리체계를 구축하였다. 또한, 이해관계자 역량강화를 위한 워크숍 개최 및 기술지원, 보건소 단위 지역사회보건요원(PSF) 훈련, PSF에 인센티브 지급, IOM 및 PMC 활동 성과관리 총괄 등이 시행되었다.

[사례 3] 우크라이나 폐결핵 및 비결핵항산균폐질환의 진단치료 역량강화(2023-2025)

KOICA 글로벌 연수사업(KOICA Fellowship Program)은 국내 개발 경험과 기술 전수를 통한 개발도상국의 인적자원 개발을 목표로 하며, 개발도상국 정부의 요청으로 시행한다. 1991년부터 2023년까지 102,416명이 KOICA 글로벌 연수사업을 수료하였다.

KOICA 글로벌 연수사업인 '우크라이나 폐결핵 및 비결핵항산균 폐 질환의 진단치료 역량 강화과정'은 2023년부터

어서 오세요, 결핵 상담소입니다

2025년까지 GC 녹십자의료재단에서 위탁 운영한다. 해당 과정은 우크라이나의 결핵 및 비결핵항산균(NTM) 관리 수준을 향상하고 글로벌 결핵 퇴치에 기여하는 것을 목표로 한다.

2024년에는 국내 우수 보건의료기관에서의 현장학습 및 실습을 위한 초청 연수를 추진했으며, 2025년 역시 유사한 인원 규모로 한국 초청 연수를 추진할 예정이다.

부록

유용한 사이트

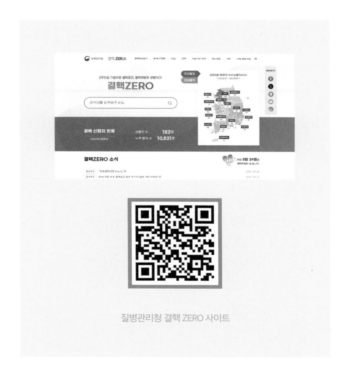

질병관리청 결핵 ZERO 사이트

어서 오세요, 결핵 상담소입니다

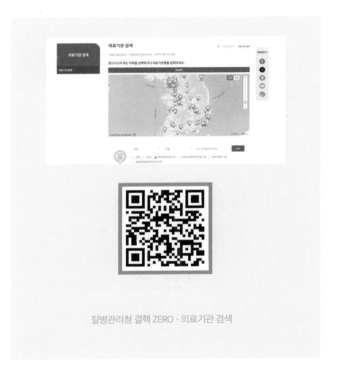

질병관리청 결핵 ZERO – 의료기관 검색

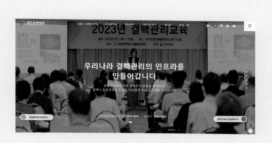

대한결핵협회 홈페이지

어서 오세요, 결핵 상담소입니다

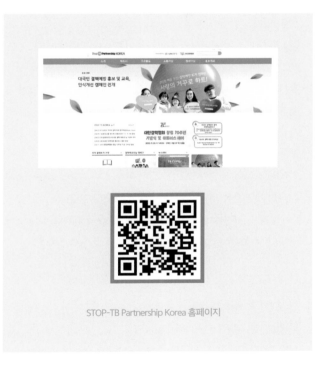

STOP-TB Partnership Korea 홈페이지

참고 문헌/사이트

1장

1. 고경선 (2013), 「한국 근대문학에 나타난 '결핵'모티프 연구」, 석사학위 논문.

2. 김희진 (2012), 「한국에서의 결핵현황」, 대한내과학회지, 82(3), 257-262.

3. 유선욱, 신호창, 노형신, 조성은 (2014), 「결핵에 대한 낙인과 발병 공개 의도에 영향을 미치는 요인에 대한 연구: 건강신념요인, 감정 및 지식의 영향력 및 연령대별 비교를 중심으로」, 광고연구, (103), 214-262.

4. 염선미, 강정희, 양영란 (2021). 「결핵 환자의 자기 낙인 (self-stigma)에 대한 개념 분석」, 지역사회간호학회지, 32(3), 312-324.

5. Weiss, M. G., & Ramakrishna, J (2006), 「Stigma interventions and research for international health」, The Lancet, 367(9509), 536-538.

2장

1. 드러그인포. www.druginfo.co.kr

2. 의약품안전나라. nedrug.mfds.go.kr

3. 질병관리청 결핵 ZERO 사이트. 결핵 FAQ. tbzero.kdca.go.kr/tbzero/

어서 오세요, 결핵 상담소입니다

더 알고 싶은 당신을 위한 결핵 상담실

1. 질병관리청 (2024), 「2023 결핵 환자 신고현황 연보」

2. 질병관리청 결핵ZERO 사이트. 결핵신고(감시). tbzero.kdca.go.kr/tbzero/contents.do

3. 신지연, 김희애, 김진선, 박아영, 공인식 (2019), 「한국의 결핵 진료 질 현황 분석- 제 1차 결핵 적정성 평가 결과를 중심으로」, 주간 건강과 질병, 12(43), 1820-1837.

4. 민진수, 박재석, 양지연, 장유진, 김재태, 권윤형, 박영준 (2020), 「우리 나라 민간·공공 협력 결핵관리사업의 과거와 현재」, 주간 건강과 질병, 13(38), 2813-2818.

5. 질병관리청 카드뉴스 (2022), 「민간 공공협력(PPM) 결핵관리사업」 www.kdca.go.kr/gallery.es?mid=a20108070000&bid=0002&b_list=9&act=view&list_no=145907&nPage=3&vlist_no_npage=5&keyField=&keyWord=&orderby=

6. Lönroth, K. 「Public-private mix for dots: global progress-report」, Geneva: World Health Organization Stop TB department; 2004

7. Yu, S., Sohn, H., Kim, H. Y., Kim, H., Oh, K. H., Kim, H. J., ... & Choi, H (2021), 「Evaluating the impact of the nationwide public-private mix (PPM) program for tuberculosis under National Health Insurance in South Korea: A difference in differences analysis」, PLoS medicine, 18(7), e1003717.

8. 유수환, 박아영, 김희애, 인혜경, 최호용, 조원중, ... , 최현영 (2023),

「2022 년 노인 결핵검진 사업 결과 분석」, 주간 건강과 질병, 16(45), 1538-1560.

9. 질병관리청, (2024), 「2024년 찾아가는 결핵 검진 사업 세부 안내」

10. 박아영, 신지연, 공인식, 온진희, 오근영, 최홍조 (2020), 「2019 년 쪽방거주자 폐결핵검진 시범사업 결과」, 주간 건강과 질병, 13(12), 654-668.

11. 신지연, 김희애, 인혜경, 심은혜, 박아영, 온진희, 김윤수 (2021), 「2020 년 노숙인 등 결핵 검진 사업 결과 분석」, 주간 건강과 질병, 14(15), 858-870.

12. Han, H., Lee, J. H., Chung, S. J., Kim, B. K., Kang, Y., Choi, H., ... & Lee, S. H (2024), 「Prevalence and Characteristics of Tuberculosis in the Korean Homeless Population Based on Nationwide Tuberculosis Screening」, Tuberculosis and Respiratory Diseases, 2023.0197.

13. 질병관리청 (2024), 「2024년 찾아가는 결핵 검진 사업 세부 안내」

14. 대한결핵협회 (2023), 「2023 대한결핵협회사업보고서」

15. 인터넷 우체국 사이트. 우표문화센터 - 크리스마스씰의 유래service. epost.go.kr/postal/front/stamp/cultcenter/stemp0204.jsp

16. 크리스마스 씰 기부스토어 사이트. 모금소개 - 역대수상작. loveseal. knta.or.kr/christmas/history.html

17. 미소꿈터 홈페이지. www.misohealing.or.kr

18. United Nations, 「Sustainable development goals」, www.un.org/sustainabledevelopment/news/communications-material/

어서 오세요, 결핵 상담소입니다

19. United Nations (2024), 「The Sustainable Development Goals Report 2024」

20. 대한결핵협회, UNOPS. STOP-TB Partnership Korea. www.stoptbk.org/front/main

21. STOP TB Partnership Korea. 2023 세계결핵의 날. www.stoptbk.org/wtbday_2023/mobile/index.html

22. 대한결핵협회. 세계결핵의 날. knta.or.kr/tb/sub.html

23. 한국국제협력단 (2023), 「몽골 울란바타르시 결핵 접촉자 검진 사업 (2020-2021) 종료평가 결과보고서」

24. 대한결핵협회 홈페이지. www.knta.or.kr/we_do/globalsupport_mongolia

25. 결핵협회, KOICA 시민협력사업 '몽골 결핵 관리 사업' 성과 공유 (2022.10.28.), <e-의료정보> www.kmedinfo.co.kr/news/articleView.html?idxno=75472

26. 관계부처합동 (2024), 「'24년 국제개발협력 종합시행계획(안) (확정액 기준)」

27. 박선화 (2017), 「공적개발원조 (ODA) 로 지원되는 결핵관리사업의 지속 가능 방안 연구」, Journal of Digital Convergence, 15(7).

어서 오세요, 결핵 상담소입니다